Heidelberger Taschenbücher Band 95

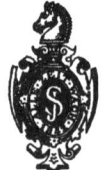

H. Moll · J. H. Ries

Pädiatrische Unfallfibel

Mit 28 Abbildungen

Springer-Verlag
Berlin · Heidelberg · New York 1971

Dr. med. HELMUT MOLL,
Chefarzt der Kinderabteilung des Marienhospitals, Papenburg (Ems)

Dr. med. JOHANNES HELMUT RIES,
L. A. H., Facharzt für Kinderkrankheiten, Daun (Eifel),
Senior Medical Officer, Casualty Department, Jervis Street Hospital,
Dublin, Ireland

ISBN-13:978-3-540-05521-1   e-ISBN-13:978-3-642-80631-5
DOI: 10.1007/978-3-642-80631-5

Das Werk ist urheberrechtlich geschützt. Die dadurch begründeten Rechte, insbesondere die der Übersetzung, des Nachdruckes, der Entnahme von Abbildungen, der Funksendung, der Wiedergabe auf photomechanischem oder ähnlichem Wege und der Speicherung in Datenverarbeitungsanlagen bleiben, auch bei nur auszugsweiser Verwertung, vorbehalten.
Bei Vervielfältigungen für gewerbliche Zwecke ist gemäß § 54 UrhG eine Vergütung an den Verlag zu zahlen, deren Höhe mit dem Verlag zu vereinbaren ist. © by Springer-Verlag Berlin · Heidelberg 1971.
Library of Congress Catalog Card Number 81-166999.
Die Wiedergabe von Gebrauchsnamen, Handelsnamen, Warenbezeichnungen usw. in diesem Werk berechtigt auch ohne besondere Kennzeichnung nicht zu der Annahme, daß solche Namen im Sinne der Warenzeichen- und Markenschutz-Gesetzgebung als frei zu betrachten wären und daher von jedermann benutzt werden dürften.
Herstellung: Konrad Triltsch, Graphischer Betrieb, 87 Würzburg

Vorwort

Auf den folgenden Seiten sollen praktische Hinweise für die Versorgung und Behandlung von Unfällen im Kindesalter gegeben werden, da eine zusammenfassende Darstellung dieses wichtigen Gebietes bisher noch nicht vorliegt.

Das Ziel dieser Unfallfibel ist es, dem praktizierenden Kinderarzt und dem Hausarzt eine Hilfe bei den besonderen Problemen der kindlichen Traumatologie und Toxikologie zu sein. Für ein ergänzendes und weitergehendes Studium verweisen wir auf die am Schluß zusammengestellte Spezialliteratur.

Die Röntgenaufnahmen stammen zum Teil aus den Archiven der Universitätskinderklinik Dublin und des Jervis Street Hospital Dublin, zum Teil sind sie dem Handbuch der Kinderheilkunde, Bd. II/2 (H. Moll: Soforttherapie bei kindlichen Unfällen), entnommen. Die Zeichnungen fertigte dankenswerterweise Frau Ingrid Boskamp, Itzehoe, an.

Herrn Professor Dr. Rehbein, Direktor der Kinderchirurgischen Klinik Bremen, und Herrn Professor Dr. Wellhöner, Pharmakologisches Institut der Universität Gießen, haben wir für die kritische Durchsicht unseres Manuskriptes zu danken.

Papenburg und Dublin, Februar 1971 H. Moll
J. H. Ries

Inhaltsverzeichnis

1. Allgemeine Vorbemerkungen 1
2. Sofortmaßnahmen am Unfallort bei Lebensbedrohung 4
   2.1. Sofortdiagnostik und Soforttherapie 4
   2.2. Lagerung 4
   2.3. Atemhilfe 6
   2.4. Technik der Atemspende 6
   2.5. Kreislaufhilfe und Schockbehandlung 8
   2.6. Technik der äußeren Herzmassage 9
   2.7. Blutstillung, Wundverband, Schienung 10
   2.8. Schmerzbekämpfung und Transport ins Krankenhaus . . . 11
3. Die Weichteilverletzungen 11
   3.1. Kopf- und Stirnplatzwunde 12
   3.2. Schürfwunden 13
   3.3. Quetschwunden 13
   3.4. Das Subunguale Spannungshaematom 13
   3.5. Stichwunden 14
   3.6. Insektenstiche 15
   3.7. Tierbißwunden und Tollwut 15
   3.8. Stumpfes Bauchtrauma 16
   3.9. Pfählungsverletzungen 17
4. Frakturen 18
   4.1. Die Abspreizfraktur des Kleinfingers 20
   4.2. Unterarmfraktur 20
   4.3. Schlüsselbeinfraktur 20
   4.4. Behandlung 22
   4.5. Humerushalsfraktur 23
   4.6. Frakturen im Ellenbogenbereich 24
   4.7. Sofortmaßnahmen 25
   4.8. Collar and Cuff Methode 26
   4.9. Geländerfraktur 27
5. Luxation, nicht knöcherne Gelenkschäden 27
6. Schädel-Hirntrauma 29
7. Zahn- und Kieferverletzungen 33
8. Ohren- und Nasenverletzungen 34
9. Augenverletzungen 34
   9.1. Hornhautverletzungen 34
   9.2. Fremdkörper 35
   9.3. Stumpfe und perforierende Verletzungen 35
   9.4. Verätzungen und Verbrennungen 36
10. Traumatischer Schiefhals 36
11. Fremdkörper 37
    11.1. Magen-Darmkanal 38

11.2. Aspiration	40
11.3. Erste Hilfe	41
12. Mißhandlungen	41
12.1. Milieu	41
12.2. Diagnose	41
13. Verbrennungen und Verbrühungen	42
14. Elektrounfall	44
15. Kälteschäden	46
16. Ertrinken	47
17. Prävention von Kinderunfällen	48
18. Einige differentialdiagnostische Probleme	49
19. Schmerzbekämpfung	51
20. Tetanusprophylaxe	52
21. Vergiftungen	53
21.1. Gefährdungsschwerpunkte	54
21.2. Kausale Soforttherapie	55
21.3. Symptomatische Soforttherapie	57
21.4. Antidote	58
21.5. Klinische Behandlungsmethoden	61
21.6. Entgiftungsausrüstung des praktischen Arztes	61
21.7. Symptomatologie und Therapie spezieller Vergiftungen	63
21.8. Schlangengift-Serum-Depots	75
21.9. Offizielle Vergiftungsinformationszentralen	77
Literatur	78
Sachverzeichnis	81

1. Allgemeine Vorbemerkungen

Eine sorgfältige *Anamnese* dient dazu, den Unfallvorgang zu rekonstruieren. Sie ist oft unergiebig, einmal weil bei Unfällen im Kleinkindesalter brauchbare Zeugen häufig fehlen, andererseits weil die Schreckreaktion der Eltern beim Kind Angst vor Strafe auslöst, was zum Erfinden von „nicht belastenden" Anamnesen führen kann.

Bei der Unterhaltung mit der Mutter bzw. der Begleitperson wird man sich darüber klarwerden, ob sie bei der anschließenden Untersuchung zugegen sein soll oder nicht. Ihr Assistenzwert sinkt im allgemeinen mit dem Grad der Erregung. Andererseits kann eine beherzte Mutter sowohl dem Arzt als auch dem Patienten die Untersuchung erheblich erleichtern.

Häufig wird die erste Information über einen Unfall telefonisch gegeben. Es muß dann die wichtige Entscheidung getroffen werden, ob das Kind zur Untersuchung in die Praxis gebracht, oder — was meist verlangt wird — ein Besuch im Hause oder am Unfallort gemacht werden soll.

Im allgemeinen ist die Untersuchung in der Praxis wegen der besseren Lichtverhältnisse und des vorhandenen Instrumentariums vorzuziehen. Ausnahmen bilden nur lebensbedrohende Zustände und Fälle, in denen z. B. sachgemäße Schienung (Frakturen der unteren Extremitäten) oder dringende Schmerzstillung vor dem Transport notwendig erscheint.

Als unmittelbar lebensbedrohend sind vor allem Erstickungszustände durch Aspiration, schwere Blutungen, Krämpfe als Folge von Schädel-Hirntraumen, sowie Kreislaufversagen anzusehen. Im Zweifelsfalle sollte man sich zu einem Besuch entschließen, auch schon, um dem Vorwurf der verweigerten Hilfeleistung zu entgehen.

Wenn man den Besuch ablehnt, sollte man das den Eltern gegenüber mit den besseren Untersuchungs- und Behandlungsmöglichkeiten in der Praxis begründen und die nötigen Hinweise für den Transport geben. Das gilt besonders für Fälle, die wegen Dringlichkeit direkt in die Klinik überwiesen werden. Es ist darauf hinzuweisen, daß wegen der Möglichkeit des Erbrechens das Kind in stabiler Seiten- oder Bauchlage transportiert werden muß. Praktischerweise sollte ein Handtuch und eine Schüssel auf dem Transport parat sein. Wegen eventuell erforderlicher Operation darf das Kind nichts zu trinken oder zu essen erhalten, auch kein Bonbon oder Kaugummi. Bei Schwerverletzten muß der Arzt den Transport selber vorbereiten und begleiten.

Analgetika sollten routinemäßig nur bei ausgedehnteren Verbrennungen gegeben werden. Bei Frakturen macht eine sachgemäße *Schienung* schmerzstillende Mittel in den meisten Fällen überflüssig. Die Schienung dient außerdem der Verhütung von zusätzlichen Schädigungen wie Verletzungen von Gefäßen und Nerven durch Knochenfragmente infolge von Erschütterungen. Dabei geht es hauptsächlich um die Ruhigstellung der oberen bzw. unteren Extremität. Verletzungen im Schulter-Arm-Ellenbogenbereich werden bei Kleinkindern und Säuglingen durch Anwickeln des Arms an den Rumpf mit einem Schal oder einer Binde provisorisch geschient

(Abb. 1). Das Verfahren ist auch für größere Kinder empfehlenswert, weil auf diese Weise besser als mit dem Dreieckstuch oder der Hals-Armschlinge (Collar and Cuff) Schulter und Arm für den Transport ruhiggestellt und geschützt werden können.

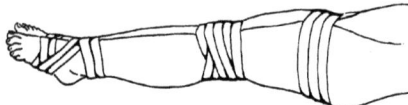

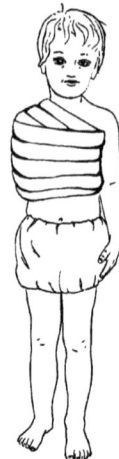

Abb. 2. Provisorische Schienung der unteren Extremität durch Anwickeln an das gesunde Bein

Abb. 1. Provisorische Ruhigstellung der oberen Extremität im Desault-Verband

Bei Verletzungen im Ellbogenbereich ist zu beachten, daß kein Versuch gemacht werden soll, den Unterarm rechtwinklig zum Oberarm zu immobilisieren, da die meist schweren Verletzungen in dieser Gegend keine blinde Manipulation vertragen.

Die provisorische Schienung der unteren Extremität erfolgt durch Anwickeln an das gesunde Bein mit 3 Schals oder Dreieckstüchern über dem Knöchelgelenk, dem Kniegelenk und der Mitte des Oberschenkels (Abb. 2).

Aufblasbare Plastikschienen haben sich bei Erwachsenen gut bewährt, sind aber zur Zeit noch nicht in den für Kinder geeigneten Größen erhältlich.

Die *Untersuchung* eines unfallverletzten Kindes sollte nicht unter Zeitdruck erfolgen. Eine gute Lichtquelle ist wesentlich für die richtige Beurteilung und Behandlung. Schlechtes Licht ist die Ursache vieler Fehldiagnosen. Der Arzt kann meistens im Sitzen entspannter und damit besser untersuchen als im Stehen, während der Patient liegen sollte, da die Gefahr plötzlicher Fluchtreaktion oder bei älteren Kindern des psychogenen Kollaps auch bei banalen Verletzungen besteht. Die sorgfältige Inspektion muß auch kleinste Hautabschürfungen, Verfärbungen und Schwellungen registrieren; sie können wichtige Hinweise, zum Beispiel auf interne Blutungen, geben.

Durch Palpation in nicht verletzten Körperregionen kann man die allgemeine Empfindlichkeit des Kindes prüfen, bevor man sich dem eigentlichen Verletzungsgebiet nähert. Bei ängstlichen und verspannten Kindern fasse man zum Beispiel ans Ohrläppchen und frage: „Tut es hier weh?"

Man darf von der sonst geltenden Regel, daß zu untersuchende Körperteile unbekleidet sein sollen, Ausnahmen machen, wenn man sich dadurch die Mitarbeit des Kindes sichern kann. Das gilt besonders für die Untersuchung des Abdomens. Hier kann die Hand des Untersuchers unter der Kleidung oder einer Decke palpieren, wobei gleichzeitig das Gesicht des Patienten auf Abwehr- oder Schmerzreaktionen beobachtet wird.

Schmerzhafte Untersuchungen und Eingriffe müssen kurz vorher angekündigt werden: „Es tut gleich ein bißchen weh, aber nicht schlimm."

Stets sei man sich der Tatsache bewußt, daß insbesondere das Kleinkind Schmerzen schlecht lokalisieren kann. Bekannt sind die „Bauchschmerzen" bei Tonsillitis und Otitis media. Ein Beispiel aus der Unfallheilkunde ist der „Armschmerz" bei Schlüsselbeinfraktur, welcher von der Mutter leicht zur Fehldiagnose umgemünzt wird („Mein Kind hat sich den Arm verstaucht"). Im Schock ist die Schmerzempfindung häufig ausgeschaltet. Dadurch werden Frakturen und Weichteilverletzungen leicht übersehen, wogegen eine Wiederholungsuntersuchung schützt. Es sei auch daran erinnert, daß bei Verkehrsunfällen sehr oft Mehrfachverletzungen entstehen (statistisch bei jedem 3. Verkehrsunfall). Man muß daher jedesmal den ganzen Körper systematisch abtasten.

Die Untersuchungsergebnisse werden am besten sofort schriftlich festgehalten oder der Sprechstundenhilfe diktiert, sehr gut eignet sich auch ein handliches Tonbandgerät zum Fixieren der Befunde, die dann später von der Sprechstundenhilfe übertragen werden können.

Die allgemeinen Richtlinien für die *Behandlung* unterscheiden sich aus mancherlei Gründen von denen für Erwachsene: Kinder können eher im Hause versorgt werden, da es sich bei ihnen fast nie um alleinstehende Personen handelt — ein Umstand, der bei Erwachsenen oft den Ausschlag für die Einweisung in die Klinik abgibt. Auch das Problem der Arbeitsfähigkeit spielt bei Kindern erfreulicherweise keine Rolle. Bei der Rehabilitierung kann man daher wohl stets auf volle Mitarbeit der Patienten rechnen.

Bettruhe halten wir vor allem dann für notwendig, wenn der Unfall einen Schock ausgelöst hat — auch wenn die Verletzung als solche geringfügig war. Bettruhe sollte aber im allgemeinen nur kurzfristig verordnet werden. Bei der Durchführung sei man nicht dogmatisch, sondern elastisch — dem Kind darf eine gewisse Mitbestimmung bei der Beendigung eingeräumt werden. Daß gewichtige medizinische Indikationen eine Ausnahme von dieser Regel darstellen, versteht sich von selbst.

Alle Verordnungen und Anweisungen sollte man dem Kind selber geben, soweit es nur irgend in der Lage ist, sie zu verstehen. Es wird vom Arzt solche Hinweise eher annehmen als von den Eltern.

Überhaupt sollte man auch das Kleinkind schon als selbständiges Wesen respektieren und nur da, wo es unbedingt erforderlich ist, über seinen Kopf hinweg mit den Eltern verhandeln.

Für die krankengymnastische Nachbehandlung, wenn überhaupt notwendig, ist oberster Grundsatz, daß das Kind keine Schmerzen haben darf. Damit wird der Schwerpunkt der Physiotherapie ganz auf die aktive Übungsbehandlung gelegt. Sie soll am besten in Form von Spielen erfolgen.

2. Sofortmaßnahmen am Unfallort bei Lebensbedrohung

Bei schweren Verkehrsunfällen, Elektro-, Ertrinkungs-, Verbrennungs- und Vergiftungsunfällen können gezielte Sofortmaßnahmen am Unfallort eine akute Lebensbedrohung abwenden. Diese wenigen, wirklich notwendigen und wirkungsvollen Maßnahmen sollten sicher beherrscht werden. Jedes weitere, kunstgerechte und endgültige Behandeln eines schwer unfallverletzten Kindes muß dagegen weitgehend dem Arzt im Krankenhaus überlassen bleiben.

2.1. Sofortdiagnostik und Soforttherapie

Komplizierte differentialdiagnostische Erwägungen und zeitraubende Untersuchungen sind an der Unfallstelle unangebracht. Es genügen zur *Sofortdiagnostik:*

Sofortdiagnostik:
1. Inspektion: Sind Verletzungen und Blutungen sichtbar? Kollaps-Facies (Blässe, Schweiß)? Sind Atembewegungen sichtbar?
2. Palpation: Pulsqualität?
3. Auskultation: Atmung? Herzaktion?

Bei schwerverletzten, lebensbedrohten oder bewußtlosen Kindern sind folgende Maßnahmen der *Soforttherapie* in der angegebenen Reihenfolge durchzuführen:

Soforttherapie:
1. Lagerung;
2. Atemhilfe;
3. Kreislaufhilfe und Schockbehandlung (zirkulatorische Reanimation);
4. Blutstillung, Wundverband, Schienung;
5. Schmerzbekämpfung und Transport ins Krankenhaus.

2.2. Lagerung

Die erste Sorge gilt der Sauerstoffversorgung des Gehirns und der Oxygenisierung des Blutes. *Kopftieflagerung* schafft ein Strömungsgefälle zum Gehirn. Dann müssen Fremdkörper aus Mund und Rachen digital entfernt werden. Bewußtlose Kinder sind immer in *Seitenlage* (Abb. 3) oder Bauchlage zu bringen, damit Erbrochenes, Schleim und Blut, der Schwerkraft folgend, abfließen können, und nicht durch Zurückfallen von Unterkiefer und Zunge die oberen Luftwege verschlossen werden (Abb. 4 a). Mund und Rachen können mit einfachen Geräten abgesaugt werden (Orosauger von Dräger, Abb. 5). Liegt ein offener Pneumothorax vor, so ist er mit Leukoplast zu verschließen.

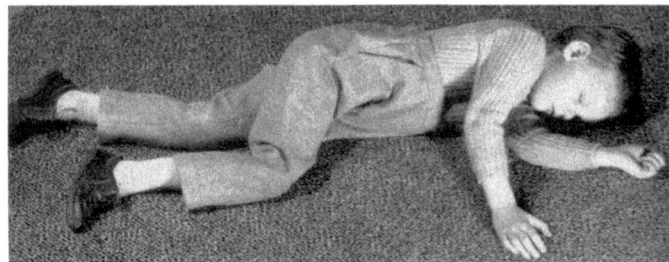

Abb. 3. Stabile Seitenlage des bewußtlosen Kindes

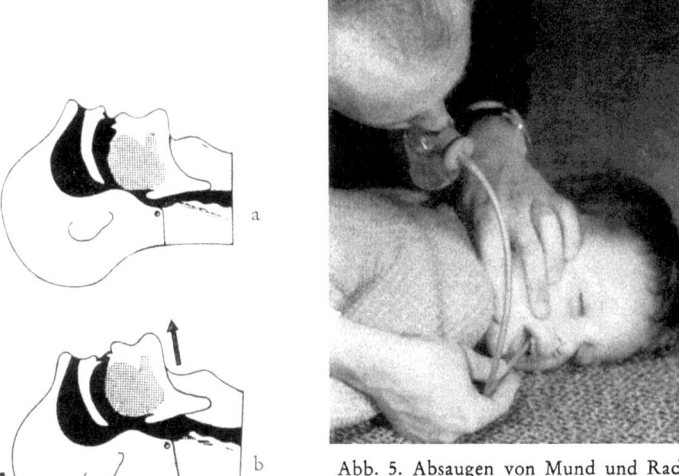

Abb. 5. Absaugen von Mund und Rachen mit Hilfe des Orosaugers von Dräger

Abb. 4. a: In normaler Rückenlage sinkt beim Bewußtlosen der Unterkiefer mit der Zunge nach rückwärts und verlegt im Rachen den Zugang zu den tieferen Luftwegen, b: Durch Vor- und Hochziehen des Unterkiefers bei nach rückwärts geneigtem Kopf wird der Luftweg freigegeben

2.3. Atemhilfe

Besteht trotz freier Atemwege keine ausreichende Spontanatmung (Cyanose!), liegt also eine zentrale Atemlähmung, zum Beispiel bei schweren Schädeltraumen, Vergiftungen oder äußerer Erstickung vor, so muß unverzüglich mit der *künstlichen Beatmung* begonnen werden, da bei kompletter Apnoe die irreversible anoxämische Schädigung der Hirnzellen bereits nach 3—4 Minuten beginnt und nach etwa 8 Minuten zu letalem Ausgang führt.

Praktische Erfahrungen und experimentelle Untersuchungen, die seit 1958 in den USA durchgeführt und in der Folge auch in Europa bestätigt wurden, führten zu der Erkenntnis, daß alle konventionellen manuellen Beatmungsmethoden bei tief Bewußtlosen keine ausreichende Ventilation des Alveolarraumes gewährleisten. Dagegen ermöglicht die *Beatmung mit dem Mund* (Insufflationsbeatmung, Atemspende, Mund-zu-Nase-Beatmung, Mund-zu-Mundnase-Beatmung), bei der der Helfer seine Ausatemluft in die Lunge des Scheintoten bläst, eine wirkungsvolle Ventilation, und ist jederzeit ohne Hilfsmittel und Hilfsperson durchführbar. Der 16%ige Sauerstoff der Ausatemluft (Einatemluft 21%) reicht zur Oxygenisierung des Blutes des Verunglückten aus.

Bei der oralen Beatmung eines Kindes durch einen Erwachsenen sind die Verhältnisse besonders günstig, weil Mund *und* Nase gut umfaßt werden können, der Helfer ohne größere Anstrengung hyperventilieren kann und weniger leicht ermüdet. Auch ist die instinktive Hemmung des Helfers gegen den engen Mund-zu-Mund- bzw. Mund-zu-Nase-Kontakt hier geringer.

2.4. Technik der Atemspende

Das Kind befindet sich in Rückenlage oder auch in Seitenlage. Bei Rückenlage des Kindes wird eine Hand auf die Stirn-Haar-Grenze, die andere unter das Kinn gelegt und so der Kopf stark nach rückwärts in den Nacken gestreckt, der Unterkiefer nach oben und vorn geschoben: die Luftwege sind bei dieser stark nackenwärtigen Kopflage offen, der Mund ist geschlossen (Abb. 6 a).

Insufflation. Man atmet ein, umschließt mit dem Mund dicht Mund und Nase des Kindes — bei größeren Kindern nur die Nase — und bläst mit gelindem Druck die eigene Ausatmungsluft hinein (Abb. 6 b).

Exspiration. Man gibt Nase und Mund des Kindes frei. Die Ausatmung erfolgt spontan und ist am Einsinken des Brustkorbes und des Abdomens zu erkennen und optisch zu kontrollieren (Abb. 6 c). Im Säuglingsalter sieht man nur das Einsinken des Abdomens, da die Rippen physiologischerweise noch waagerecht stehen und auch die Spontanatmung nahezu ausschließlich abdominal ist.

Dosierung. Bei Kindern insuffliert man kleine Volumina mit geringem Druck und hoher Frequenz, bei Säuglingen, Klein- und Schulkindern alle 2 Sekunden einmal (bei Erwachsenen alle 3 Sekunden).

Man insuffliert leicht zu heftig und zu hastig! Bei Luftaufblähung des Magens legt man das Kind zwischendurch auf die Seite — damit bei even-

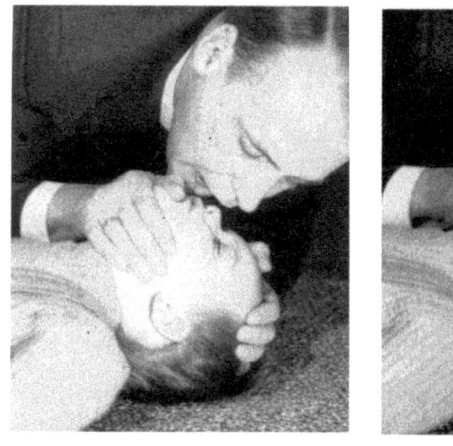
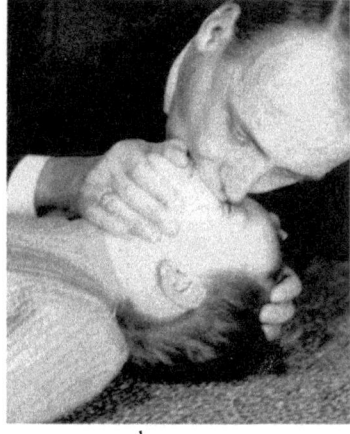
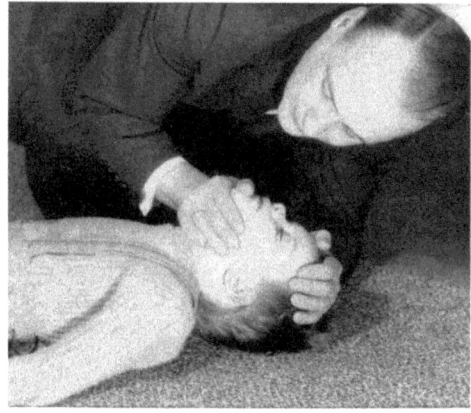

Abb. 6 a—c. Beginn der Atemspende; a: Kopf des scheintoten Kindes in den Nacken gebeugt, Kinn hoch- und vorgeschoben, Mund geschlossen, b: Insufflation Mund zu Nase, c: bei der Exspiration beobachtet man, ob sich Thorax und Abdomen senken

tuellem Erbrechen keine Aspiration eintritt — und entbläht durch Druck auf den Oberbauch den Magen.

Die Atemspende ist auch über ein Mundzwischenstück, zum Beispiel den Orotubus von Dräger (Abb. 7), oder durch einen Nasopharyngealkatheter möglich. Die Beatmung wird dadurch aber nicht etwa verbessert, sondern lediglich die eventuelle hygienische Hemmung des Beatmers umgangen. Einen etwas größeren gerätemäßigen Aufwand erfordert die künstliche Beatmung mit Beatmungsbeutel und Gesichtsmaske (Beutel-Resutator von Dräger, Ruben-Beutel von Ambu).

Die *medikamentöse* Therapie des zentralen Atemstillstandes erfolgt mit Micoren (0,5—1,5 ml i. m.).

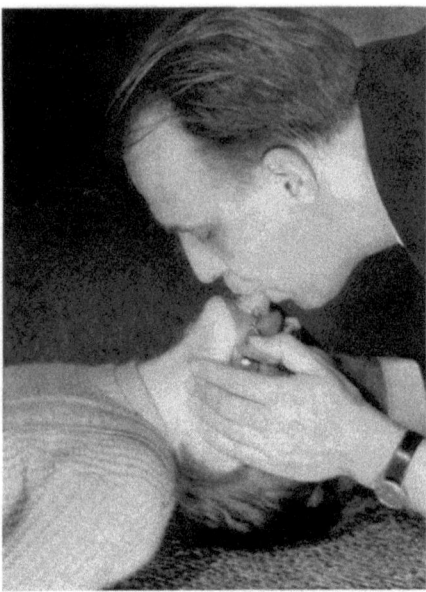

Abb. 7. Bei der von cranial her erfolgenden Atemspende über den Orotubus (Dräger) ist die Retroflexion des Kopfes und das Vorschieben des Unterkiefers mit dem Esmarch-Heibergschen Handgriff entscheidend wichtig

2.5. Kreislaufhilfe und Schockbehandlung

Bei fast allen Schwerverletzten, insbesondere bei Schädel-Hirntraumen, ausgedehnten Quetschungen, Verbrennungen und äußeren und inneren Blutungen, bestehen *Schocksymptome*. Ob es sich dabei zunächst um eine relativ harmlose vasovagale Traumareaktion (Bradykardie!), um eine infolge Volumenverlustes sich gegenregulativ entwickelnde Kreislaufzentralisation (Tachykardie!) oder schließlich um ein nach kapillärem Sludge, Hypoxie und Acidose eingetretenes komplettes Kreislaufversagen (Tachykardie, Akrocyanose) handelt, ist bei den fließenden Übergängen dieser Formen und ihrer Symptome am Unfallort oft nicht mit Sicherheit zu beurteilen.

Blasse Cyanose, kühle feuchte Haut, Tachykardie und schlecht gefüllter Puls sind Hinweiszeichen. Die Blutdruckbeurteilung mittels des Apparates wird bei den besonderen Voraussetzungen für das Kindesalter (kleinere Manschetten) oft gar nicht möglich sein. Aber auch der bei praktisch allen Schockformen angebrachten, bei Erwachsenen schon am Unfallort durchzuführenden intravenösen Kreislaufauffüllung mit kolloidalen Volumenersatzmitteln (Rheomacrodex 10%) per Dauertropfinfusion stehen in der Regel bei den kindlichen Venenverhältnissen nahezu unüberwindliche Schwierigkeiten entgegen.

Die *Kreislaufbehandlung* eines schockierten, bewußtlosen oder präkomatösen Kindes am Unfallort erstreckt sich daher auf folgende einfache Maßnahmen:

> *Kreislaufbehandlung am Unfallort:*
> 1. Beine und Becken hochlagern (10—15°). Eventuell Beine senkrecht hochheben;
> 2. Blutstillung;
> 3. Äußere Ruhigstellung;
> 4. Zur Verminderung bedrohlichen Wärmeverlustes das Kind zudecken;
> 5. Möglichst rascher Transport des Kindes ins Krankenhaus, wo im Rahmen der „Zweiten Hilfe" die Möglichkeiten der intravenösen Volumensubstitution gegeben sind.

Medikamentöse Maßnahmen zur Kreislaufbehandlung sind am Unfallort nicht erforderlich.

Akuter Herzstillstand (Herztöne nicht hörbar, Puls nicht tastbar), der durch akuten Sauerstoffmangel bei Ersticken, Ertrinken, durch elektrische Unfälle und reflektorisch auftreten kann, erfordert raschestes Handeln: innerhalb von weniger als 3 Minuten muß das Gehirn wieder mit sauerstoffreichem Blut versorgt werden. Atmung und Herztätigkeit müssen gleichzeitig künstlich in Gang gehalten werden. Die Herzwiederbelebung erfolgt durch die äußere (indirekte, unblutige, Brustdruck-) Herzmassage.

2.6. Technik der äußeren Herzmassage

Das Kind liegt in Rücken- und Kopftieflage auf fester Unterlage. Der Arzt drückt mit beiden übereinandergelegten Handwurzeln rhythmisch senkrecht auf die untere Partie des Sternums (Abb. 8), so daß das Herz zwischen Brustbein und Wirbelsäule komprimiert wird. Bei Säuglingen und jungen Kleinkindern genügt der Druck der übereinandergelegten Mittelfingerspitzen oder der Mittel- und Zeigefingerspitzen einer Hand, ferner muß hier der Fingerdruck auf die Mitte des Sternums gerichtet werden, da das Säuglingsherz relativ hoch liegt; bei Kompression in Höhe des Schwertfortsatzes besteht die Gefahr der Leberruptur (Abb. 9).

Frequenz: Säuglinge und Kleinkinder 2 Stöße pro Sekunde, Schulkinder 1 Stoß pro Sekunde.

Gleichzeitig muß die *Atemspende* durchgeführt werden, entweder durch einen zweiten Helfer oder aber durch abwechselndes Insufflieren (15 Sekunden) und Massieren (15 Sekunden). Bei einem Kind mit Atem- und Herzstillstand beginnen die Reanimationsmaßnahmen immer mit der Beatmung.

Es sei auf die altersdispositionelle Besonderheit hingewiesen, daß die Herzautomatie des Neugeborenen und jungen Säuglings sicherer funktio-

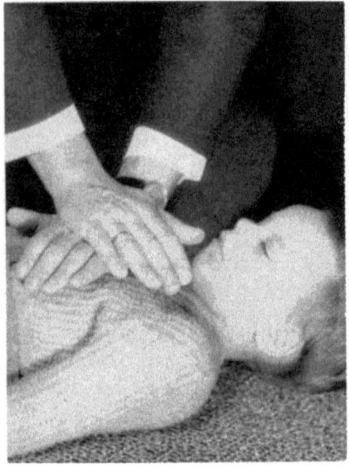 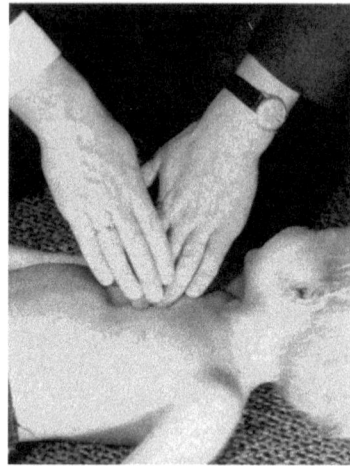

Abb. 8. Äußere Herzmassage: Rhythmischer Druck mit den übereinandergelegten Handwurzeln auf die untere Sternumhälfte

Abb. 9. Brustdruck-Herzmassage bei Säuglingen und jungen Kleinkindern

niert und widerstandsfähiger ist als die des Erwachsenen. Es bedarf einer ziemlich langen Apnoe, bis das Neugeborenenherz versagt. Steht es aber still, und erreichen wir mit unseren Maßnahmen eine Reanimation, müssen wir leider wegen der Dauer der vorangegangenen Hypoxie mit irreversiblen Hirnschäden rechnen.

Setzt bei äußerer Herzmassage nach 3 Minuten die spontane Schlagfolge des Herzens nicht wieder ein, so kann man einen Versuch mit *intracardialer Injektion* (4. Interkostalraum links parasternal mit langer Kanüle) von Alupent in einer Dosierung von 0,25—0,5 mg = 0,5—1,0 ml machen, was bei Asystolie wirksam ist. Kommt die Herzaktion trotz Alupentinjektion nicht in Gang, liegt wahrscheinlich Kammerflimmern vor, das durch intracardiale Injektion von Kaliumchlorid (10—15 ml 7,45%ige Lösung Kaliumchlorid salvia) oder von Novocamid (0,2—0,6 g = 2—6 ml) zu beheben versucht werden kann.

2.7. Blutstillung, Wundverband, Schienung

Die Bedeutung der *arteriellen Abbindung* (Esmarch) ist in der modernen Ersten Hilfe ziemlich zurückgetreten, weil die Erfahrung gezeigt hat, daß auch bei der Verletzung größerer Arterien meist rasch eine spontane Blutstillung durch Einrollen der Intima eintritt und bei falscher Druckdosierung der Abbindung entweder venöse Stauungen mit Blutungsverstärkung oder Nervendruckschädigungen auftreten. Große arterielle Blutungen stillt man am besten durch digitale Kompression, mittlere Blutungen durch Kompressionsverband und Hochlagerung; die Esmarchsche Abbindung ist bei Totalabtrennung einer Extremität angebracht.

Größere Fremdkörper sind am Unfallort in situ zu belassen und in den Wundverband einzubeziehen, da es beim Herausziehen zur großen Blutung kommen kann. Ihre Entfernung bleibt Aufgabe der Zweiten Hilfe in der Klinik.

2.8. Schmerzbekämpfung und Transport ins Krankenhaus

Die *Schmerzstillung* kann außer durch äußere Ruhigstellung, medikamentös durch rectale oder intramuskuläre Applikation eines Analgeticums (z. B. Dolviran- und Allional-Suppositorien oder Dolantin (0,5 ml = $^1/_4$ Ampulle) erfolgen (s. S. 51).

Für den *Transport ins Krankenhaus* kann über den Telefon-Notruf 110 (einheitlich im ganzen Bundesgebiet) ein Krankenwagen zum Unfallort geholt werden. Wird das unfallverletzte Kind nicht vom Arzt begleitet, so ist ein Unfallzettel mit kurzer Angabe der durchgeführten Maßnahmen und insbesondere der applizierten Medikamente mitzugeben; diese Vermerke können auch mit Kugelschreiber auf die Haut des Kindes geschrieben werden. Der Transport Bewußtloser darf nie in Rückenlage, sondern muß stets in stabiler Bauch-Seitenlage erfolgen (Abb. 3).

3. Die Weichteilverletzungen

Die klassischen Regeln der Wundbehandlung gelten auch für das Kindesalter. Einige Besonderheiten seien hervorgehoben:

Da die Anamnese sehr häufig im Stich läßt, muß man bei allen Wunden sorgfältig nach Fremdkörpern fahnden. Bei unklarer Wundinfektion sollte man auch an die heute sehr seltene Diphtherie und an Scharlach denken. Bei Einsendung des Abstrichs muß der Verdacht auf Diphtherie und Scharlach erwähnt werden.

Quetschwunden haben eine viel bessere Regenerationsfähigkeit, man braucht also nicht wie beim Erwachsenen alles nekrosegefährdete Gewebe zu entfernen. Die Friedrichsche Wundausschneidung wird nicht angewendet, sondern das der Nekrose anheimfallende Gewebe selektiv entfernt. Dem größeren Bewegungsdrang des Kindes muß bei Wunden in Gelenknähe Rechnung getragen werden, d. h. daß vor allem am Knie, aber auch am Knöchel- und Ellbogengelenk ein gefensterter, zirkulärer Gipsverband für etwa 10 Tage angelegt werden sollte.

3.1. Kopf- und Stirnplatzwunde

Das „Loch im Kopf" (siehe auch Schädel-Hirntrauma, Seite 29), bei Laien häufig dramatische Reaktionen auslösend, beschränkt sich glücklicherweise in den meisten Fällen auf die Weichteilverletzung. Nachdem eine kurze neurologische Untersuchung — Feststellung der Bewußtseinsebene, Kontrolle der Pupillenreaktion — keine Besonderheiten ergeben hat, werden am behaarten Kopf die Haare um die Wunde herum mit einer scharfen sauberen Schere kurz abgeschnitten.

Die Wunde wird dann bei gutem Licht von Schmutzteilchen und kleineren Fremdkörpern mit einer sterilen Pinzette gereinigt. Es ist zweckmäßig, mit einer Knopfsonde nach etwa noch vorhandenen Fremdkörpern zu tasten. Dies dient auch dem Ausschluß von Frakturen, die man mit der Sonde fühlen kann (Rille, Stufe). Zur Wunddesinfektion sollte Merfen oder Ähnliches verwendet werden, welches nicht brennt (im Gegensatz zu Jodtinktur bzw. 70%igem Alkohol).

In manchen Fällen können kleinere Wunden durch Klebestreifen (HARTMANN, LOHMANN u. a.) geschlossen werden, andernfalls durch Knopfnähte oder bei kosmetischen Erwägungen durch die fortlaufende Subcutannaht nach HALSTED. Selbstverständlich muß gegebenenfalls die Periostwunde durch Catgutnähte verschlossen werden. Puder und Sprays verwenden wir bei frischen Wunden so gut wie gar nicht, sondern decken die Wunde für eine Woche steril ab, bis die Fäden gezogen bzw. die Klebestreifen entfernt werden können. Sprays können allerdings recht gut da als Wundfilm dienen, wo aus anatomischen Gründen ein Verband nicht angelegt werden kann.

Die Regel ist, daß ein Wundverschluß ohne Vorbehandlung nur innerhalb der ersten 8 Stunden möglich ist, und daß danach sowie bei jeglichen Infektionszeichen die Wunde offen behandelt werden muß. Gelegentlich können aber auch tagealte gering infizierte Wunden noch locker genäht werden.

Weitere Prädilektionsstellen für Platzwunden sind das Kinn und die Lippen.

Die Platzwunde am Kinn wird nach denselben Grundsätzen versorgt. Da es gelegentlich zu Unterkieferfrakturen kommt, die klinisch zunächst oft wenig in Erscheinung treten, sollte man den Knochen in der weiteren Umgebung der Wunde sorgfältig auf Druckempfindlichkeit untersuchen und gegebenenfalls röntgen.

Platzwunden im Bereich der Lippen — wie auch der Augen — bedürfen besonders sorgfältiger zarter Naht. Sie gehören daher in erfahrene Hand. Schlechtversorgte Wunden können entstellende Narben hinterlassen und im Augenbereich den Lidschluß behindern.

Für die Praxis ist die Lokalanaesthesie zur Schmerzausschaltung ideal. Sie ist überall da erforderlich, wo mehr als eine Naht gesetzt werden muß.

3.2. Schürfwunden

Schürfwunden, die besonders häufig im Gesicht, an Knien und Händen vorkommen, werden wie Brandwunden am besten *offen* behandelt. Sparsame Verwendung von Puder oder Sprays beschleunigt die Schorfbildung und somit die Heilung. Dagegen verhindern Verbände den Sekretabfluß und die Selbstreinigung der Wunde und schaffen durch Wärme und Sekretstauung ideale Nährböden für Bakterien. Falls Verbände nicht zu umgehen sind, sollten in den ersten Tagen feuchte Verbände gemacht werden (Physiologische Kochsalzlösung oder 25%iger Wundalkohol). Danach möglichst trocken behandeln.

3.3. Quetschwunden

Bei Quetschwunden handelt es sich um die mehr oder weniger ausgedehnte Zerstörung nicht nur der Haut, sondern auch des darunterliegenden Gewebes. Die Prognose ist sehr viel besser als bei Erwachsenen. Eine Röntgenaufnahme ist zum Ausschluß von Frakturen nicht immer notwendig, Knochenverletzungen sind im Vergleich zur Häufigkeit der Quetschungen selten und gutartig.

Quetschungen an den Händen und Fingern erfordern allerdings sorgfältige Nachkontrolle wegen der Möglichkeit von Narbenkontrakturen.

Eine für das Kindesalter typische Quetschung entsteht durch die *Radspeichenverletzung*. Die Kinder, meist im Alter von 2—3 Jahren, werden entweder auf dem Gepäckträger oder in einem Kindersitz mitgenommen und geraten mit dem Fuß in die Speichen des Vorder- oder Hinterrades. Frakturen sind bei dieser Verletzung überraschenderweise selten, dafür ist der Weichteilschaden meist ausgedehnt und der Hautverlust am Fußrücken erheblich. Das traumatische Geschwür, welches sich entwickelt, braucht Wochen zur Heilung und hinterläßt oft häßliche Narben, sodaß plastischchirurgische Maßnahmen erforderlich werden können.

3.4. Das Subunguale Spannungshaematom

Der Bluterguß im Nagelbett färbt den Nagel blau und hebt ihn von der Unterfläche ab. Es kommt zu einem erheblichen Spannungsschmerz. Die Entlastung erfolgt leicht durch 3—4 kleine Bohrlöcher, die man mit dem Skalpell in den Nagel macht. Das Skalpell wird auf die Spitze gestellt und am Griffende mit einem Finger fixiert. Mit zwei Fingern der anderen Hand wird es gedreht bis ein schwarzer Blutstropfen in der Öffnung erscheint, usf. Eine andere Möglichkeit, die sich vor allem bei Kleinkindern anbietet, ist ein Entlastungsschnitt entlang dem Nagelfalz, durch den das Haematom ebenfalls ablaufen kann. Beide Eingriffe sind nicht schmerzhaft und können daher ohne Lokalanaesthesie durchgeführt werden. Ein feuchter Verband verhindert das vorzeitige Verkleben der Öffnung.

Haematome bilden sich unter örtlicher Behandlung mit Salben (Hirudoid, Thrombophob, Lasonil etc.) schnell zurück. In der Klinik haben sich die neueren Enzympräparate zur Behandlung ausgedehnter Weichteilverletzungen und Blutungen ins Gewebe bewährt, in der Praxis werden sie kaum notwendig sein. Bei multiplen Haematomen denke man an die Möglichkeit von Blutungsübeln (Thrombopathien, Haemophilien, Leukämie) und an Mißhandlungen.

Die Entfernung von Holzsplittern aus dem Nagelbett. Falls der Splitter nicht direkt mit der Fremdkörperpinzette gefaßt und entfernt werden kann, empfiehlt sich folgendes Vorgehen:

Nach Leitungsanaesthesie am Fingergrundgelenk wird mit einer kräftigen Schere ein Dreieck aus dem Fingernagel herausgeschnitten, dessen Spitze über dem Splitter liegen soll. Dieser läßt sich dann leicht mit der Fremdkörperpinzette entfernen.

3.5. Stichwunden

Der rostige Nagel, den das Kind sich in den Fuß tritt, ist nicht so gefährlich wie in Laienkreisen angenommen wird. Unter lokaler antiseptischer Behandlung (Merfen) und Schutzverband heilt die Wunde im Allgemeinen komplikationslos ab. Antibiotica sind daher nur angezeigt, wenn bei der Kontrolluntersuchung zwei Tage darauf Entzündungserscheinungen nachweisbar sind.

Doch sind Stichwunden meist ernster zu nehmen, einmal wegen der Gefahr der Verletzung tiefliegender Gewebe (Nerven, Sehnen, Gefäße, Gelenke), dann wegen der Möglichkeit von Fremdkörpereinschlüssen (abgebrochene Nadeln, Holzsplitter) und schließlich wegen der drohenden Infektion. Diese ist besonders häufig bei Stichwunden mit Fleischerinstrumenten, landwirtschaftlichen Geräten, sowie Bißwunden von Hunden und Katzen.

Zur Behandlung der Wunde selber sind in den ersten Tagen feuchte Verbände zweckmäßig (25%iger Alkohol), da sie die Verklebung der Wunde verhindern und somit die Selbstreinigung begünstigen. Die Allgemeinbehandlung mit Antibiotica ist in den meisten Fällen auch ohne Entzündungserscheinungen gerechtfertigt, bzw. erforderlich. Wichtiger als bei anderen Wunden ist die rektale Temperaturkontrolle.

Wie bei allen Hautläsionen muß selbstverständlich auch hier die Tetanusprophylaxe (siehe S. 52) durchgeführt werden. Eine Röntgenaufnahme empfiehlt sich bei Fremdkörperverdacht, wenn sie auch bei Holz- und Plastikteilen oft „im Stich" läßt. (Größere Fremdkörper sollen am Unfallort niemals aus der Wunde oder dem Körper entfernt werden, da es beim Herausziehen zur großen Blutung kommen kann. Sie werden vielmehr in situ in den Wundverband einbezogen. Ihre Entfernung bleibt Aufgabe der 2. Hilfe.)

Holzsplitter sind gefährlicher als rostige Nägel. Wundschmerz nach 24 Std deutet auf Infektion hin. Eine Wunde, die nicht in der erwarteten Zeit heilt, ist fremdkörperverdächtig.

Je näher eine Stichwunde dem Gelenk, desto gefährlicher ist sie.

Temperaturanstieg kann das erste Zeichen einer Tetanusinfektion sein.

Gegenstände, die Stichwunden verursacht haben, sollten auf Vollständigkeit geprüft werden.

3.6. Insektenstiche

Bei Stichen von Bienen, Hummeln, Wespen und Hornissen in die Hals- und Pharynxregion besteht durch die rasch auftretende, erhebliche ödematöse Schwellung Erstickungsgefahr, die durch sofortiges Einmassieren von Corticoidpräparaten verhindert werden kann. Gelangt das neurotoxische Gift dieser Hymenopteren durch den zufälligen Stich in die Vene direkt in die Blutbahn, so ist lebensbedrohliches Atem- und Kreislaufversagen möglich. Aber auch nach Massenstichen sowie beim durch vorherige Stiche sensibilisierten Organismus kann es infolge toxischen und anaphylaktischen Schocks innerhalb von 15—30 min zu Todesfällen kommen.

Schocksymptome erfordern sofortige hohe intravenöse und intramuskuläre Gaben von Nebennierensteroiden (25—50 mg Prednisolon), ferner intravenöse Injektion von 10 ml Calcium gluconicum (Calcium Sandoz). Lokal sind die Stachel vorsichtig mit der Pinzette zu entfernen, örtliche Anwendung von Corticoidsalben ist ratsam.

3.7. Tierbißwunden und Tollwut

Tierbißwunden sind wegen der besonderen Infektionsgefahr immer ernstere Verletzungen, gerade auch dann, wenn sie, wie beim Katzenbiß (dolchartige Eckzähne), zwar äußerlich harmlos erscheinen, aber in die Tiefe gehen. In solchen Fällen ist antibiotische Behandlung angezeigt, eventuell müssen diese Wunden exzidiert werden.

Die *Tollwut* (Lyssa, Rabies), eine Virus-Encephalomyelitis, wird durch den Biß tollwutkranker Hunde, seltener Katzen oder Rinder, übertragen. Unter den Wildtieren kommen Fuchs, Reh, Dachs und Nagetiere (Eichhörnchen) als Überträger in Frage.

Am häufigsten führen Bisse im Gesichts- und Halsbereich (Katzen!) zur Infektion, die sich klinisch nach zweiwöchiger bis mehrmonatiger Inkubation mit prodromaler Photophobie und Hyperakusis manifestiert; es folgen das delirante Exzitationsstadium mit Schluckkrämpfen und Hydrophobie und schließlich das präfinale Lähmungsstadium.

Nach dem Biß eines tollwütigen Tieres soll man die Wunde kräftig ausbluten lassen, von zerstörtem Gewebe befreien, aber nicht im Gesunden exzidieren und nicht nähen. Wichtig ist auch rigorose Wundreinigung mit Seifenwasser oder unverdünnter Zephirollösung bis zu 24 Std nach der Bißverletzung.

Dann muß sofort die *Tollwut-Schutzimpfung* (aktive Immunisierung) nach Hempt begonnen werden: Man injiziert 6 Tage lang täglich Kindern unter 3 Jahren 2 ml = $^1/_2$ Ampulle, Kindern von 3—10 Jahren 3 ml (Erwachsenen 4 ml) Tollwut-Vaccine Behringwerke subcutan in die Bauchhaut; nach 4 Wochen folgt noch eine Injektion. Bei Bißverletzungen durch sicher tollwütige Tiere ist die primäre Gabe von Tollwut-Immunserum zu empfehlen; frühestens nach 24 Std wird dann die aktive Immunisierung angeschlossen.

Leider ist ein sicherer Schutz auch durch die Impfung nicht zu erreichen, andererseits die Impfung selbst nicht ungefährlich: neurologische Komplikationen (Landrysche Paralyse) kommen in einer Häufigkeit von etwa 1 : 2000 vor, so daß bei der Indikationsstellung zur Tollwutschutzimpfung nicht sicher Infizierter das Impfrisiko sorgfältig gegen das Infektionsrisiko abgewogen werden muß.

Da sich heute durch Anwendung der Immunofluoreszenztechnik nach COONS eine Tollwuterkrankung bei einem als mögliche Infektionsquelle in Frage kommenden Tier innerhalb weniger Stunden mit hoher Sicherheit (99%) nachweisen oder ausschließen läßt, können Impfungen gezielter durchgeführt und ein großer Teil unnötiger Impfungen vermieden werden. Voraussetzung dazu ist allerdings die Sicherstellung des tollwutverdächtigen Tieres, dessen Tötung und Untersuchung Kreisveterinär und Amtsarzt zu veranlassen haben.

3.8. Stumpfes Bauchtrauma

Die stumpfe Bauchverletzung gehört zu den besonders gefährlichen Traumen des Kindesalters. Einerseits kann sie lebensbedrohende Blutungen der inneren Organe — vorwiegend Niere, Milz und Leber — verursachen, andererseits (seltener) zu Ein- und Abrissen des Darmes mit anschließender Kotperitonitis führen. Auch Pankreasquetschungen kommen vor, die als chronische Gedeihstörung in Erscheinung treten können.

Typische Anamnesen sind mißglücktes Überspringen eines Zauns, Fall auf einen Pfahl oder gegen die Lenkstange beim Fahrradunfall, Hufschlag, Tritt gegen den Leib, Fall gegen Möbelkanten und Ecken.

Im Gegensatz zur Schwere der Verletzung sind die sichtbaren Veränderungen oft gering: eine umschriebene Verfärbung der Haut, eine leichte Schwellung, eine Abschürfung. Die intraabdominale Massenblutung wird allerdings auch dem Unerfahrenen durch den schnellen Verfall des Kindes den Ernst der Lage deutlich machen. Jedoch ist die Diagnose bei kleineren Sickerblutungen in den Bauchraum oder bei Blutungen innerhalb eines Organs mit intakt gebliebener Kapsel schwieriger. Bei vorsichtiger Palpation ergibt sich aber regelmäßig eine Druckempfindlichkeit und eventuell Dämpfung an der Verletzungsstelle, sodaß im Zusammenhang mit der Anamnese die Verdachtsdiagnose gestellt werden kann. Die in kurzen Zeitabständen durchgeführte Messung des Bauchumfangs ist ein wichtiges diagnostisches Mittel bei Verdacht auf intraperitoneale Blutung. Für die Milzruptur gelten linksseitiger Hodenhochstand (TRENDELENBURG) sowie linksseitiger Mamillenhochstand als Verdachtsmomente.

Zeichen für schnell zunehmenden Blutverlust sind Blässe, starke Unruhe, feuchte Haut, schneller Puls. Im Gesamteindruck addieren sich dabei die Symptome des Blutungs- und des peritonealen Schocks. Bei schweren intraabdominalen Verletzungen können die Kinder innerhalb von Minuten verbluten und nur die sofortige operative Versorgung sowie große Bluttransfusionen vermögen das Leben des Kindes zu retten. Beim Transport ins Krankenhaus sollte der Arzt manuelle Kompression der betroffenen Bauchgegend mit der Faust durchführen.

Auch alle Verdachtsfälle gehören sofort in klinische Beobachtung, denn noch nach Tagen und Wochen kann es zu dramatischen Verschlechterungen kommen, z. B. durch sekundären Kapselriß bei Organsickerblutung.

Nicht alle Milz- und Leberverletzungen müssen operativ behandelt werden, in vielen Fällen steht die Blutung, eventuell mit Hilfe von Bluttransfusionen, von selber.

Der Verdacht auf *Darmriß* ist selbstverständlich eine absolute Indikation zur Laparotomie. Klinisch finden sich hier *nach einem schmerzfreien Intervall* Bluterbrechen, Pulsanstieg und später Zeichen der Peritonitis. Die Prognose ist schlecht.

Nierenverletzungen sind häufiger und meist gutartiger als die intraperitonealen Traumen. Die kindliche Niere ist exponierter als die des Erwachsenen, weil die Fettkapsel noch dünner ist und der weiche kindliche Thorax den Stoß nicht genügend abfängt. Rippenfrakturen kommen bei Kindern kaum vor.

Die Diagnose ergibt sich aus der Klopfempfindlichkeit des Nierenlagers bei entsprechender Anamnese und der makroskopischen oder mikroskopischen Hämaturie. Bei Verletzungen des Nierenstiels kann es auch hier zu massiven Blutungen kommen, doch sind sie selten.

Leichtere Mikrohämaturien bedürfen nicht unbedingt klinischer Überwachung. Doch ist nach Abklingen der akuten Erscheinungen ein intravenöses Pyelogramm erforderlich, um das Ausmaß der Nierenschädigung zu erfassen. Auch bei ausgedehnteren Nierenverletzungen kommt es unter konservativen Maßnahmen wie Bettruhe, Eisblase, Bluttransfusion und antibiotischer Medikation meist zur Besserung. Eine Nephrektomie ist nur erforderlich, wenn sich klinisch eine progrediente Blutung oder im Ausscheidungsurogramm eine schwere Zerstörung der Niere zeigt.

3.9. Pfählungsverletzungen

Sie sind ihrer Art nach Stichwunden und wie diese gefährlich. Bei der Unsitte, Stöcke, Bleistifte, Stricknadeln, Federhalter und andere Geräte in den Mund zu nehmen, kommt es beim Fall zur *Pfählungsverletzung des weichen Gaumens*. Es soll nach Möglichkeit geklärt werden, wie weit der Fremdkörper eingedrungen ist und ob abgebrochene Teile in der Wunde steckengeblieben sind. Abschirmung mit einem Breitbandantibiotikum sowie Tetanusprophylaxe bei unzureichendem Impfschutz ist notwendig, ferner regelmäßige Temperaturkontrolle und sofortige Einweisung zur klinischen Beobachtung bei Verdacht auf Komplikationen. In der Regel besteht aber bei kleineren Wunden in der Mundhöhle, zum Beispiel beim Zungenbiß, eine vorzügliche spontane Heilungstendenz und so gut wie keine Infektionsgefahr.

Die *Pfählungsverletzung des Damms* entsteht durch Abrutschen von Zäunen oder Sprung vom Baum ins Unterholz. Wegen der großen Gefahr einer Verletzung von Mastdarm, Blase, Harnröhre oder Scheide ist hier Klinikeinweisung unumgänglich. Die Wunde wird steril abgedeckt, dazu kommt Infektions- und spezielle Tetanusprophylaxe.

4. Frakturen

Die Pathologie des kindlichen Knochens weist Besonderheiten auf, deren genaue Kenntnis die Voraussetzung für eine optimale Therapie ist. Einmal ist die Fähigkeit zur Selbstheilung und Korrektur sehr eindrucksvoll. Frakturen der langen Röhrenknochen konsolidieren sich im Kleinkindesalter schon nach wenigen Wochen — oft unter gewaltiger Kallusbildung, die sich in der Folge wieder vollständig zurückbildet (Abb. 10). Längendifferenzen und Achsenverschiebungen gleichen sich spontan wieder aus, nicht jedoch Achsendrehungen. Pseudarthrosen entstehen sehr selten, bleibende Gelenkversteifungen sind auch nach längerer Ruhigstellung (die selten erforderlich ist) nicht zu befürchten. Fettembolien kommen auch bei ausgedehnten Zertrümmerungen kaum vor, da das Knochenmark bei Kindern funktionstüchtig ist.

Die Prognose läßt sich bei gleichgearteten Frakturen im allgemeinen umso günstiger stellen, je jünger der Patient ist. Auch kann die pädiatrische Frakturbehandlung sehr viel konservativer sein, als die des Erwachsenenalters. Allzu aktives Vorgehen (Nagelung, Schraubung) ist vielmehr — von wenigen wichtigen Ausnahmen abgesehen — bei dem wachsenden kindlichen Knochen kontraindiziert.

Eine wesentliche Einschränkung ergibt sich allerdings aus der Tatsache, daß Frakturen das normale Wachstum des Knochens stören können.

So kann die starke Hyperämie an der Frakturstelle das Wachstum beschleunigen. Wegen dieses Wachstumsimpulses soll man Verkürzungen an den langen Röhrenknochen, besonders am Oberschenkel nicht voll ausgleichen, sondern ca. 16 mm Verkürzung belassen. Bei infizierten Frakturen und bei operativem Vorgehen ist die Hyperämie und damit der Wachstumsreiz besonders groß.

Die *Schädigung der Epiphysengegend* kann andererseits zur Wachstumshemmung führen. Diese tritt nicht so sehr bei den häufigeren Abscherverletzungen als vielmehr bei den (seltenen) Quetschungen des Epiphysenknorpels auf. Die Wachstumshemmung wie auch der Wachstumsreiz kann zu Längendifferenzen und Achsenknickungen führen, die natürlich um so mehr in Erscheinung treten, je länger die Wachstumsphase nach der Verletzung ist. Sie wirken sich somit viel stärker bei jungen Kindern aus, die allerdings seltener von schweren Verletzungen dieser Art betroffen werden. Die Möglichkeit der Wachstumsbeeinflussung wird auch therapeutisch genutzt. Durch operative Verfahren kann das Wachstum eines Knochens so lange aufgehalten werden, bis Längendifferenzen ausgeglichen sind.

Unterschiedlich ist gegenüber dem Erwachsenenalter auch in vielen Fällen die Lokalisation der Frakturen: So kommen die Stauchungsbrüche der Wirbelsäule und des Calcaneum praktisch nicht vor, ebenso wenig Rippenbrüche und die bei Männern so häufige Fraktur des Naviculare im Handgelenk.

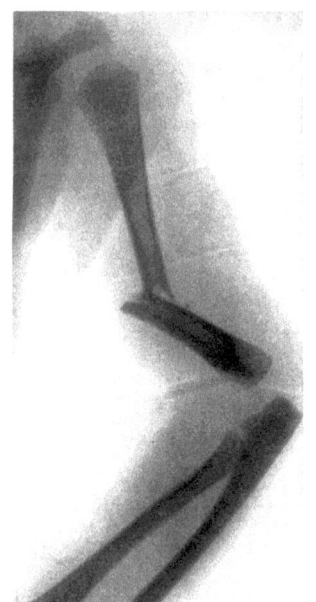 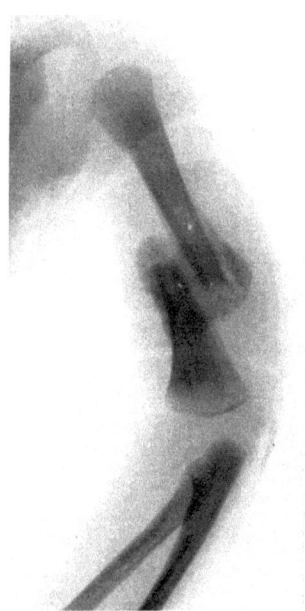

Abb. 10 a—c. Spontane Korrektur einer Oberarmschaftfraktur bei einem Neugeborenen; a: Zustand am 1. Lebenstag, b: nach 2 Wochen, c: nach 3 Monaten

Dagegen findet sich die gefürchtete supracondyläre Humerusfraktur fast nur im Kindesalter.

Eine dem Kindesalter eigentümliche Frakturart sei noch hervorgehoben: die sogenannte *Grünholzfraktur* (fracture en bois vert, greenstick fracture). Es handelt sich hierbei um Knick- oder Stauchungsbrüche, bei denen der im Kindesalter kräftige funktionstüchtige Periostschlauch zumindest auf der Konkavseite, in anderen Fällen aber auch vollständig erhalten bleibt. Die Prognose der Grünholzfraktur ist ausgezeichnet (Abb. 11).

Im folgenden sollen einige typische Frakturen kurz besprochen werden.

4.1. Die Abspreizfraktur des Kleinfingers

Durch Abbiegen des Kleinfingers beim Spielen oder Sport kommt es zu einer Grünholzfraktur an der Basis der Grundphalanx mit Abwinkelung zur Ulnarseite (Abb. 12). Im allgemeinen erübrigt sich eine Reposition, der Kleinfinger kann in leichter Beugung mit einem Elastoplastverband an den Ringfinger geschient werden. Dauer der Ruhigstellung etwa zwei Wochen. Die Achsenknickung gleicht sich spontan aus. Dieselbe Fraktur finden wir auch bevorzugt an der Kleinzehe.

4.2. Unterarmfraktur

Die Fraktur des Unterarmschaftes ist eindrucksvoll durch die meist starke dorsale Abknickung des distalen Fragments. Die Reposition bietet im allgemeinen keine Schwierigkeiten. Die Heilung im zirkulären, *den Oberarm einschließenden Gipsverband* benötigt etwa 4 Wochen. Auch bei nur annähernder Reposition ist das Endergebnis gut, nur nimmt die Heilung wegen der notwendigen Remodellierung des Knochens längere Zeit in Anspruch. Für die Angehörigen bildet allerdings der Anblick der stark ins Auge fallenden Deformierung (bis zu 30 Grad Achsenknickung sind bei Kleinkindern vertretbar) eine große Sorge.

Bei vollständiger Kontinuitätstrennung des Knochens ist eine wiederholte Röntgenkontrolle des Repositionsergebnisses in den ersten 10 Tagen unbedingt erforderlich, da erfahrungsgemäß die Fragmente bei unzureichender Ruhigstellung verrutschen (Abb. 13).

4.3. Schlüsselbeinfraktur

Bei allen Verletzungen im Schulterbereich sollte man zuerst das Schlüsselbein abtasten. Lokaler Druckschmerz ist (wie übrigens bei allen Frakturen) der sicherste Hinweis auf die überaus häufige Schlüsselbeinfraktur. Sie wird nicht nur als Geburtstrauma, sondern auch gelegentlich beim Kleinkind übersehen, besonders, wenn sie in Form der Grünholzfraktur auftritt. Erst der Callushöcker führt dann Wochen später zur Diagnose. In Ruhelage

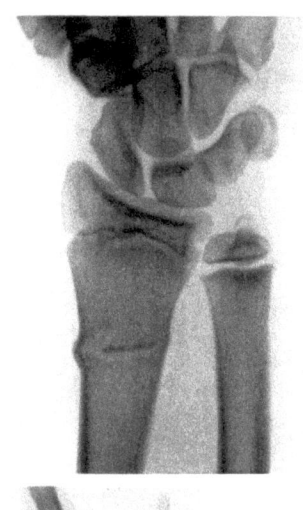

Abb. 11

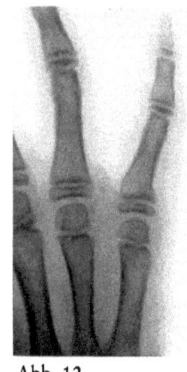

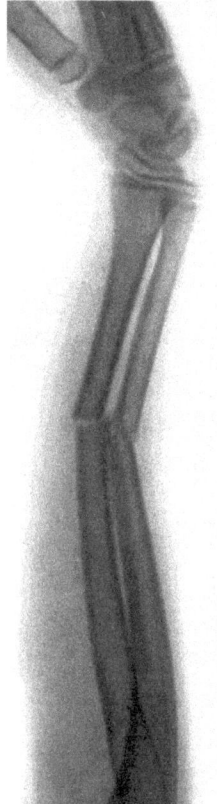

Abb. 12 Abb. 13

Abb. 11. Grünholzfraktur am distalen Radiusschaft bei 14jährigem Jungen
Abb. 12. Abspreizfraktur des Kleinfingers bei 11jährigem Jungen
Abb. 13. Unterarmschaftbruch bei 11jährigem Jungen

ist der Schmerz gering, das Kind läßt den Arm schlaff herabhängen, was die Mutter oft zu der Annahme einer Armverletzung führt. Die Diagnose ergibt sich aus dem Untersuchungsbefund und der Röntgenaufnahme (Abb. 14). Es sei erwähnt, daß die starke Knickung der Clavicel beim Säugling eine Fraktur vortäuschen kann.

4.4. Behandlung

Bis zum fünften Lebensjahr erfolgt die Ruhigstellung durch Anwickeln des Armes der betroffenen Seite an den Rumpf für etwa zwei Wochen mit einer elastischen Binde. Bei älteren Kindern kann die Grünholzfraktur mit einem Dreieckstuch ausreichend ruhiggestellt werden. Die vollständige Fraktur erfordert in diesem Alter zur Reposition und Ruhigstellung der meist stark vorgeschobenen Fragmente den Rucksackverband (Abb. 15).

Folgende Modifizierung des Verbandes hat sich bewährt (Abb. 16): Zwei mit Watte ausgepolsterte Trikotschläuche werden zu je einem Ring gebunden und über beide Arme zur Schulter hochgeschoben. Am Rücken werden sie mit einem Stück nicht elastischer Binde straff zusammengebunden. Innerhalb der ersten zehn Tage muß diese Binde zwei- bis dreimal nachgezogen werden. Der Vorzug dieses Verfahrens liegt in der größeren Bequemlichkeit — die Ringe schneiden nicht in die Achsel — und darin, daß die Repositionsstellung auch bei Erneuerung des Verbandes besser gehalten werden kann. Die Ruhigstellung erfolgt für etwa drei Wochen.

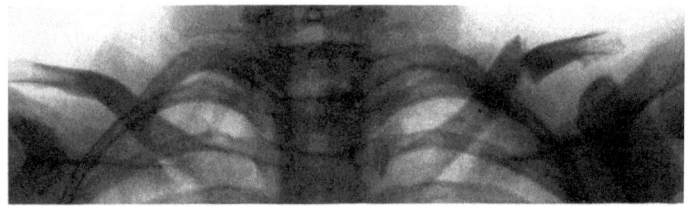

Abb. 14. Fraktur der linken Klavikel bei 7jährigem Mädchen

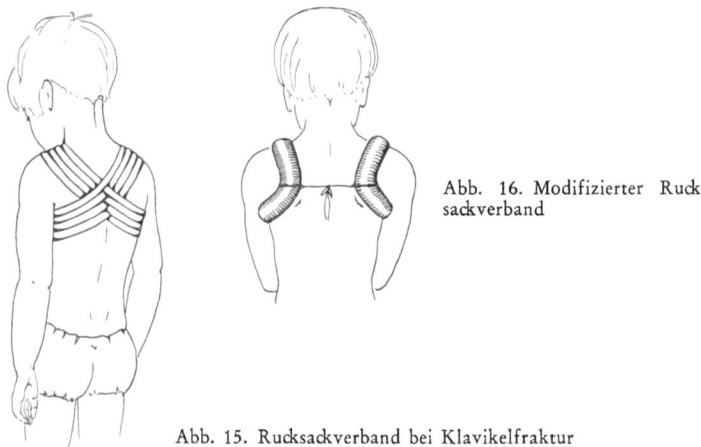

Abb. 16. Modifizierter Rucksackverband

Abb. 15. Rucksackverband bei Klavikelfraktur

Die Schlüsselbeinfraktur hat eine sehr gute Prognose, sowohl was die Heilung des Knochens als auch was die Remodellierung anbelangt. Man sollte der Regenerationsfähigkeit und Korrekturpotenz des Kindes jedoch nicht zu viel zumuten: Gerade bei der Schlüsselbeinfraktur sind Pseudarthrosen beschrieben worden. Eine klinische und gegebenenfalls röntgenologische Kontrolle des Heilverlaufs ist selbstverständlich notwendig.

4.5. Humerushalsfraktur

Die zweithäufigste knöcherne Verletzung der Schultergegend ist die subcapitale Fraktur des Humerus (Abb. 17a). Sie tritt vorwiegend als Grünholzfraktur mit leichter Achsenknickung (Varusstellung) auf. Die schwierige Reposition erübrigt sich in den meisten Fällen, da die Fehlstellung sich selbst korrigiert (Abb. 17b). Die Therapie besteht in kurzfristiger Ruhigstellung für etwa 2 Wochen im Dreieckstuch und weiterer Schonung für etwa 3 Wochen.

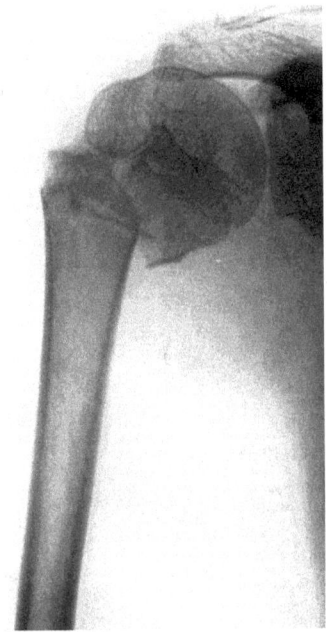
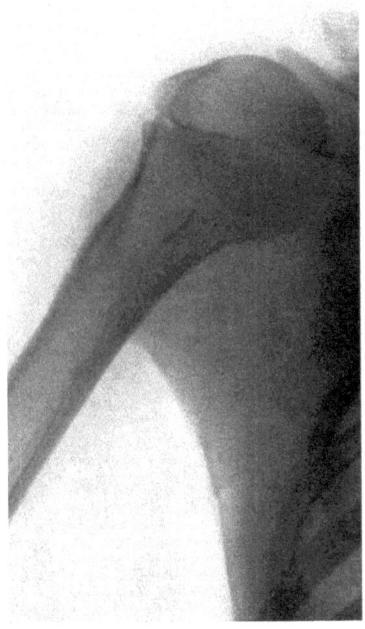

Abb. 17 a. Subcapitale Humerusfraktur

Abb. 17 b. Korrektur nach 1½ Jahren

4.6. Frakturen im Ellbogenbereich

Der Ellbogenbereich ist als locus minoris resistentiae im Schulkindesalter besonders gefährdet. Hierfür gibt es mehrere anatomische Gründe, wie die Verbreiterung und Abflachung des distalen Humerusendes, die Abknickung an dieser Stelle, die Einbuchtungen für Ulna und Olecranon und die zahlreichen Epiphysenlinien. Die röntgenologische Diagnostik der Verletzungen des kindlichen Ellbogens erfordert wegen der zahlreichen Epiphysenlinien große Erfahrung.

Die *supracondyläre Humerusfraktur*, welche etwa 60% aller knöchernen Ellbogenverletzungen ausmacht, ist wegen der möglichen Gefäß- und Nervenverletzungen, sowie wegen der ischämischen (Volkmannschen) Muskelkontraktur gefürchtet. Sie stellt eine der klassischen Notfallsituationen dar und erfordert sofortige — meist unblutige — Reposition durch einen erfahrenen Unfallchirurgen (Abb. 18 a—c).

In der Anamnese finden wir meist den Fall vom Baum oder von einer Mauer auf den ausgestreckten (seltener angewinkelten) Arm. Das klinische Bild ist gekennzeichnet durch die meist erhebliche Schwellung und Verfärbung im Ellbogenbereich. Das Kind stützt den leicht abgewinkelten Arm mit der gesunden Hand am Handgelenk. Schock ist häufig — ein Hinweis auf die Schwere der Verletzung. Die Prüfung der passiven Beweglichkeit ist von heftigsten Schmerzen begleitet.

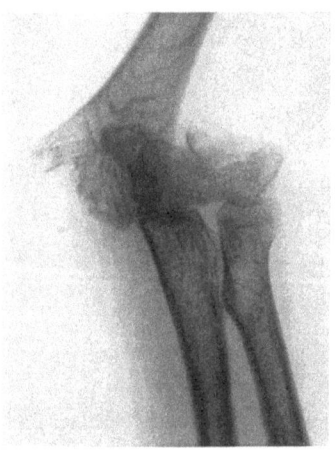 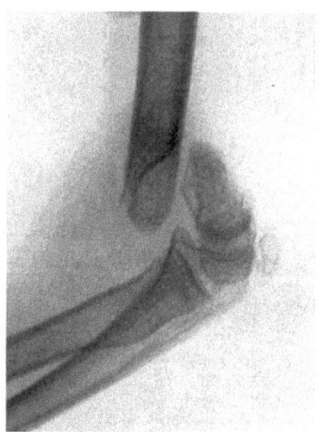

Abb. 18 a. ap-Aufnahme   Abb. 18 b. Seitenaufnahme

Abb. 18 c

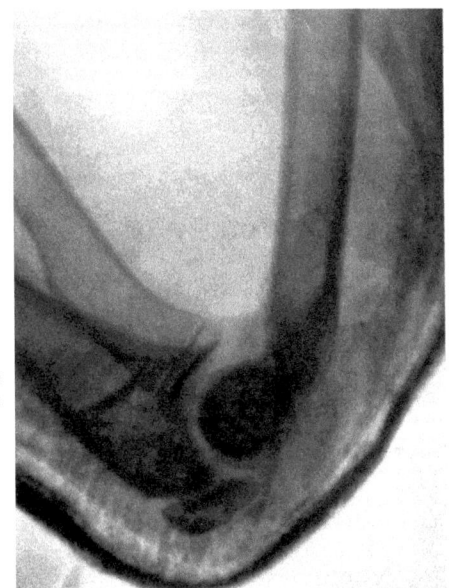

Abb. 18 a—c. Supracondyläre
Humerusfraktur bei 13jährigem
Jungen; c: nach Reposition

4.7. Sofortmaßnahmen

Die Inspektion genügt meistens schon für die Verdachtsdiagnose. Um eine Luxation im Ellbogengelenk auszuschließen, palpiert man vorsichtig das Olecranon. Im Falle einer posterioren Luxation (sie ist die häufigste), fühlt man dieses deutlich hinter dem distalen Humerusende. Als nächstes prüfe man die Durchblutung (Pulskontrolle) sowie die Innervierung (Fingerbeweglichkeit, Parästhesien).

Vor dem Transport in die Klinik sind Schmerzmittel in der Mehrzahl der Fälle notwendig (s. S. 51). Die Schienung erfolgt durch Anbinden des Armes an den Rumpf mit Hilfe von elastischen Binden oder Schals. Auf keinen Fall sollten Versuche unternommen werden, den Arm in einer Mitella rechtwinklig abgewinkelt ruhigzustellen. Es kann hierbei zu Gefäß- oder Nervenverletzungen durch das dolchartige proximale Fragment kommen.

Nach der Reposition wird der Arm im Gips oder Collar and Cuff (C+C) für die Dauer von etwa vier Wochen ruhiggestellt. Bei einem spitzen Ellbogenwinkel (ca. 45 Grad) verhindert die passiv gespannte Tricepssehne das Abrutschen der Fraktur. Die Gefahr von Durchblutungsstörungen erfordert in den ersten Tagen häufige Pulskontrolle und gegebenenfalls Entfernung des Gipsverbandes. In diesen Fällen muß das Repositionsergebnis durch Zugverbände erhalten werden, was stationäre Behandlung notwendig macht.

Die Prognose der supracondylären Humerusfraktur ist bei zeitgerechter Versorgung durch einen erfahrenen Unfallchirurgen nicht schlecht.

Bei den *Absprengungsfrakturen im Ellbogenbereich* handelt es sich meist um Verletzungen entlang den Epiphysenlinien des distalen Humerusendes. Hier ist *operatives Vorgehen* wegen der starken Dislozierung erforderlich. Die Fixierung des losen Fragments erfolgt durch Drahtstifte, die nach einigen Monaten wieder entfernt werden, was allerdings einen zweiten Eingriff erfordert. Auch bei gutem funktionellem Ergebnis kommt es hier leicht infolge von Quetschung der Wachstumszone des Epiphysenknorpels zu späterer Achsenknickung. Die (häufigere) Verletzung des Epikondylus lateralis kann so zur typischen Deformität des Cubitus valgus führen.

4.8. Collar and Cuff Methode

Man benötigt eine Kalikobinde und einen Leder- oder Plastikschlauch. Dieser soll das Scheuern der Binde am Hals und Handgelenk verhindern. Ein Teil der Binde wird durch den Schlauch gezogen, den man sich in der erforderlichen Länge abschneidet. Nun wird beides um den Hals gelegt und ein Ende der Binde vorne verknotet. Über das andere Ende wird ebenfalls ein für die Polsterung des Handgelenks bestimmtes Stück gezogen und die Binde am Handgelenk wie ein Armband verknotet (Abb. 19).

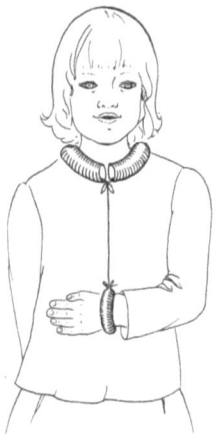

Abb. 19. Hals-Handgelenk-Schlinge (Collar and Cuff)

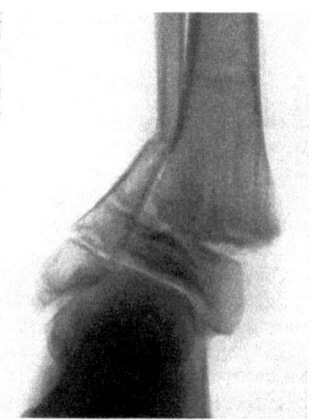

Abb. 20. „Geländerfraktur" (Railing fracture) bei 14jährigem Jungen

Der Vorteil der Collar and Cuff Methode gegenüber der Mitella besteht darin, daß das Kind den Arm nicht aus der Schlinge ziehen kann, und daß man durch die verschieden gewählte Länge des Zwischenstücks den Winkel bestimmen kann, in dem der Ellbogen ruhiggestellt werden soll (z. B. spitzer Winkel bei reponierter supracondylärer Humerusfraktur).

4.9. Geländerfraktur

Abschließend soll noch die sogenannte Geländerfraktur (Railing fracture) erwähnt werden, welche als typische pädiatrische Verletzung von McFarland beschrieben wurde. Durch Sturz von einem Geländer kommt es bei diesen Kindern infolge Verhakens der Füße in den Gitterstäben zu Abscherfrakturen im distalen Unterschenkel (Abb. 20). Quetschungen des Epiphysenknorpels verursachen partielle Wachstumsstörungen, die Fehlstellungen des Sprunggelenks nach sich ziehen.

Es muß betont werden, daß alle kindlichen Knochenverletzungen in die Hand eines auf diesem Gebiet erfahrenen Unfallchirurgen gehören. Nicht nur die Reposition der Fraktur selbst, sondern auch die Nachbehandlung unterscheidet sich wesentlich von der bei Erwachsenen. Die Übungsbehandlung — falls überhaupt erforderlich — soll ausschließlich in spielerischer Form und unter williger Mitarbeit des Kindes erfolgen.

5. Luxationen, nicht knöcherne Gelenkschäden

Allgemein gelten für Luxationen folgende Regeln:
Eine Röntgenaufnahme muß die Diagnose bestätigen und Frakturen ausschließen. Die Reposition sollte durch geübte Hand schonend und ohne Zeitverlust ausgeführt werden, d. h. daß Luxationen nicht „auf Eis gelegt" werden dürfen. Das Repositionsergebnis wird durch Röntgenkontrolle bestätigt.

Die Ruhigstellung ist kurzfristig, eine Nachbehandlung ist nicht erforderlich, aber eine Nachkontrolle.

Bei Erwachsenen ist die Schulterluxation mit 50% die häufigste Verrenkung, im Kindesalter kommt sie praktisch nicht vor. Doch ist hier die Ellbogenluxation ziemlich häufig, ihre Reposition einfach, die Prognose gut, es sei denn, es bestehen komplizierte Knochenverletzungen (Abb. 21).

Die nicht ganz seltene *Luxation des distalen Interdigitalgelenks* wird überraschenderweise gelegentlich als Panaritium fehlgedeutet. Das kommt daher, daß wegen der geringen Schmerzen der Patient erst verspätet in die Sprechstunde gebracht wird, wenn das posttraumatische Ödem eine genaue Diagnose erschwert. Die völlige Bewegungssperre sollte allerdings zusammen mit einer sorgfältigen Anamnese den Sachverhalt klären. Durch einen einfachen Zug am Endglied des Fingers kann diese Luxation mühelos reponiert werden.

Gelegentlich sieht man auch schon bei Kleinkindern Hüftgelenkluxationen vorwiegend nach Verkehrsunfällen.

Eine Sonderstellung nimmt die *Subluxation des Radiusköpfchens* des Säuglings- und Kleinkindesalters ein (Chassaignac, pulled elbow, Pronation douloureuse, Subluxation du Radius par elongation). Sie entsteht durch brüskes Ziehen des kindlichen Armes nach oben. Meist liegt eine Schreckreaktion der Mutter vor, welche das stolpernde Kind vor dem Fall bewahren möchte, oder auch ein sich sträubendes Kind (Trotzalter) mitziehen will (Abb. 22). Klinisch besteht eine schmerzbedingte Pseudolähmung des Armes in Pronationsstellung. Der Arm hängt im Ellbogen leicht gebeugt schlaff herab. Jeder Bewegungsversuch stößt auf heftige Abwehr und Schmerzäußerung.

Röntgenaufnahmen ergeben keinen pathologischen Befund. Pathologisch anatomisch handelt es sich um das Herausgleiten des Radiusköpfchens aus dem Ligamentum annulare.

Behandlung. Die Reposition erfolgt durch Zug am Handgelenk unter gleichzeitiger Supination bei gebeugtem Ellbogen. Oft ist hierbei ein schnalzendes Geräusch hörbar.

Wegen der Seltenheit von Rezidiven ist die Ruhigstellung des Ellbogens für eine Woche wohl nicht erforderlich. Wir verordnen allerdings ein Dreieckstuch und lassen das Kind entscheiden, wann es den Arm wieder gebrauchen will, was meistens nach ein bis zwei Tagen der Fall ist.

Verstauchungen, d. h. Zerrungen und Einrisse an den Gelenkbändern, wie man sie bei Erwachsenen besonders oft am Sprunggelenk findet, sind im Kindesalter sehr selten. Ebenso fehlen die Meniscusverletzungen des Kniegelenkes.

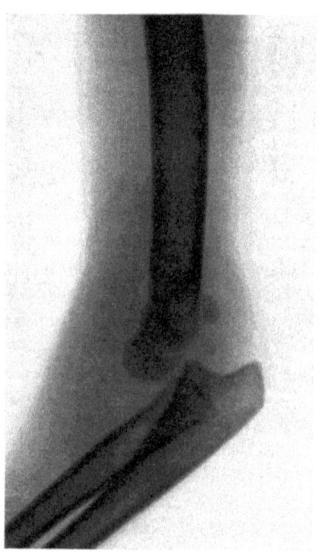
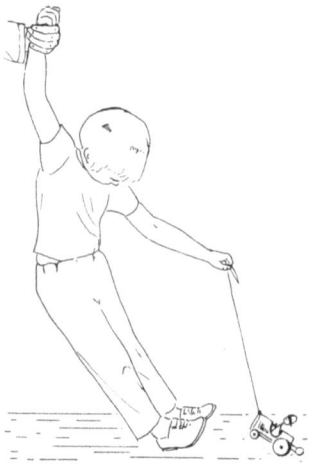

Abb. 21   Abb. 22

Abb. 21. Typische Ellbogenluxation bei 10jährigem Mädchen
Abb. 22. Genese der Chassaignacschen Subluxation des Radiusköpfchens

6. Schädel-Hirntrauma

Die große Bedeutung des Schädel-Hirntraumas im Kindesalter ergibt sich aus der Tatsache, daß es etwa 75% aller Unfalltodesfälle verursacht, wobei die Verkehrsunfälle die größte Gruppe bilden. An zweiter Stelle stehen die Stürze im häuslichen Milieu (Leitern, Treppen, Wickelkommoden). Nach TÖNNIS unterscheiden wir dem Schweregrad entsprechend 3 Kategorien von Hirntraumen:

1. Sämtliche Schädigungsfolgen — motorische und sensible Störungen, pathologische Kreislaufreaktionen, psychische und vegetative Veränderungen — klingen bis zum 4. Tag nach dem Unfall ab.
2. Rückbildung sämtlicher Unfallfolgen innerhalb der ersten 21 Tage nach der Verletzung.
3. Die Rückbildung der Unfallfolgen nimmt mehr als 21 Tage in Anspruch.

Auch bei leichteren Kopfverletzungen ist eine kurzfristige Bettruhe von 1—2 Tagen im Haus empfehlenswert, da infolge der Stress-Situation die Resistenz gegenüber Infekten vermindert ist. Fieberhafte Erkrankungen nach leichten Kopftraumen sind nicht selten.

Bei den zahllosen Verletzungen im Bereich des Kopfes steht der Arzt häufig vor der Frage, ob durch eine Röntgenaufnahme eine Fraktur ausgeschlossen werden muß. Wegen der nicht seltenen Möglichkeit einer Fraktur ohne wesentliche klinische Erscheinungen ist überall dort eine Röntgenaufnahme ratsam, wo die Gewalteinwirkung eine Fraktur einigermaßen möglich erscheinen läßt. Besondere Vorsicht ist geboten bei Fall gegen Tischkanten, Heizkörperrippen oder bei Schlägen auf den Kopf. Besonders im Säuglingsalter kommen Schädelfrakturen ohne nennenswerte klinische Erscheinungen vor. Bei etwas schwereren Schädeltraumen, die sich durch nachfolgende anhaltende Blässe, geringe Ansprechbarkeit und Erbrechen auszeichnen, ist, auch wenn keine Bewußtlosigkeit bestanden hat, eine klinische Überwachung unbedingt angebracht. Nach Abklingen der Erscheinungen und nachdem sowohl eine Fraktur als auch eine Blutung ausgeschlossen wurde, ist die früher übliche dreiwöchige Bettruhe nicht sinnvoll. Das Kind kann nach 3—5 Tagen wieder in hausärztliche Kontrolle entlassen werden. Neben den in allen Lebensaltern vorkommenden Kalotten- und Basisbrüchen finden sich im Kindesalter zwei seltene Sonderformen:

1. Die sogenannte *Celluloidballfraktur*. Hier handelt es sich um eine gutartige Grünholzimpressionsfraktur im frühen Säuglingsalter, oft als Folge eines Geburtstraumas. Nach BLOUNT läßt sie sich wie die Eindellung eines Tischtennisballs durch sanften Druck auf die Ränder reponieren.

2. Die sogenannte *wachsende Schädelfraktur*. Bei gedeckten Kopfverletzungen mit traumatisierter Dura drängt der durch das kindliche Gehirnwachstum bestehende und durch das Trauma noch erhöhte Schädelinnendruck die Frakturränder unter teilweiser Resorption auseinander, bis schließlich ein breiter Knochendefekt besteht, durch den Hirn oder auch eine traumatisch entstandene Liquorcyste prolabieren können. (Abb. 23 a—c.)

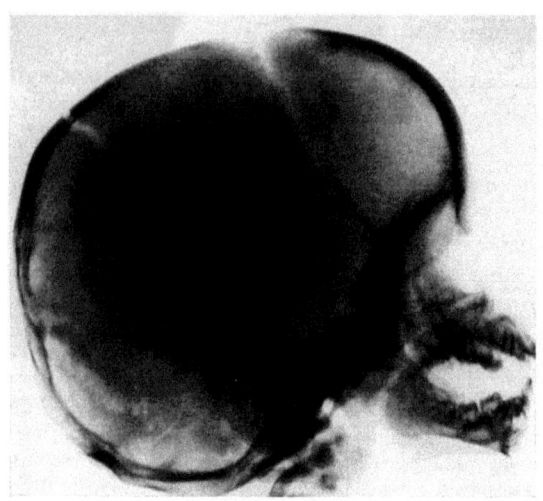

Abb. 23 a. Zustand am Unfalltag

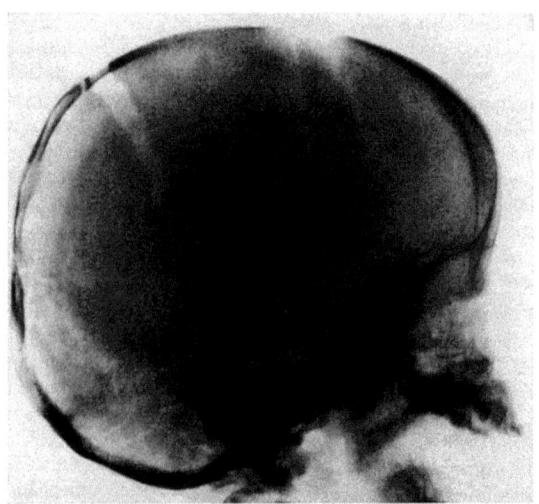

Abb. 23 b. 3 Wochen nach dem Unfall

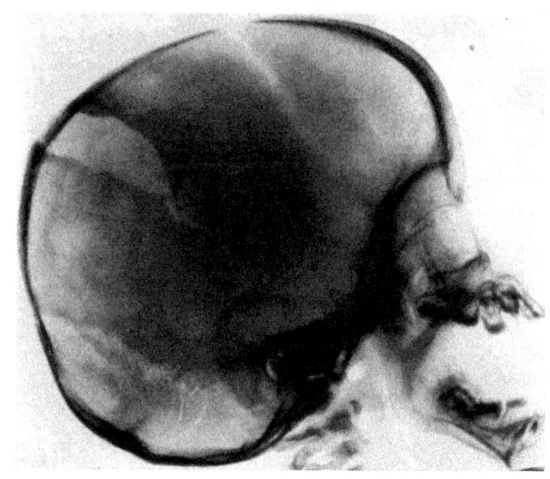

Abb. 23 c

Abb. 23 a—c. Wachsende Schädelfraktur des Scheitelbeins bei einem 10 Monate alten Kind nach Sturz aus dem Bettchen. a: Zustand am Unfalltag, b: 3 Wochen nach dem Unfall, c: 5 Monate nach dem Unfall

Eine weitere nicht seltene Form des kindlichen Schädel-Hirntraumas ist die Nahtsprengung, die im Zusammenhang mit Frakturen, aber auch isoliert vorkommen kann. (Abb. 24.)

Zur Röntgendiagnostik soll erwähnt werden, daß klaffende Schädelfrakturen wegen der rein endostalen Kallusbildung manchmal noch nach Monaten und Jahren im Röntgenbild nachgewiesen werden. Dadurch können Fehldiagnosen bei Zweittraumen entstehen.

Entscheidend für die Prognose des Schädel-Hirntraumas ist nicht so sehr die Fraktur als vielmehr die Hirngewebsverletzung und die raumbeengende intrakranielle Blutung. Während sie sich beim Erwachsenen durch den langsamer werdenden Druckpuls ankündigt, fehlt dieses Symptom im Kindesalter oft; vielmehr kommt es hier bei Druckanstieg zur Pulsbeschleunigung mit späterer erneuter Bewußtseinstrübung. Herdsymptome sind häufig nachweisbar.

Epiduralblutungen aus den Ästen der Arteria meningica sind im Säuglings- und Kleinkindesalter äußerst selten, im Gegensatz zu Subduralblutungen, die von den Piavenen oder den großen venösen Sinus der Dura ausgehen. Die Hirndrucksteigerung kann sich dabei akut entwickeln und unter zunehmender Bewußtseinstrübung, Fontanellenspannung, Pulsirregularität, Erbrechen, Krämpfen und Pupillendifferenz (homolateral — auf der Seite des Traumas — erst Verengung, dann Erweiterung, zuletzt maximale Weite und Lichtstarre) lebensbedrohlich werden. Häufiger verläuft das Subduralhämatom beim Säugling aber mit diskreter cerebraler Druck- und Irritationssymptomatik protrahiert und unerkannt über Wochen und

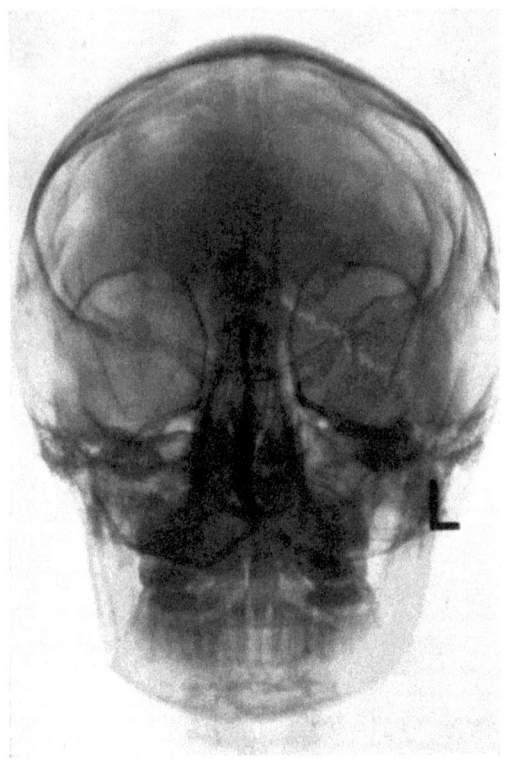

Abb. 24. Linksseitige Lambdanahtsprengung bei 11jährigem Mädchen, das auf dem Fahrrad von einem Kleinlastwagen angefahren worden war

Monate; diagnostisch wegweisend sind dann Kopfumfangsvergrößerung, Gedeihstörung, Netzhautblutungen und xanthochromes Fontanellenpunktat.

Krämpfe im Zusammenhang mit schweren Schädel-Hirntraumen sind zweifellos ominös, ein Einzelkrampf nach einem eher leichten Kopftrauma entsteht dagegen meist auf psychomotorischer Grundlage bei entsprechend veranlagten Kindern. Er hat keine prognostische Bedeutung.

Das *Elektroencephalogramm* spielt eine wichtige Rolle sowohl bei der Diagnostik als auch für die Prognostik des Schädel-Hirntraumas. Besondere Bedeutung kommt ihm bei der Differentialdiagnose von posttraumatischen Krämpfen zu. Bei einem großen Prozentsatz der leichten und mittelschweren Hirntraumen mit und ohne Commotio finden sich Veränderungen im EEG vom Irritationstyp, die sich innerhalb von 3 Monaten meist normalisieren.

In der nachfolgenden Betreuung von schweren Schädel-Hirntraumen sollte der behandelnde Arzt besonders beweglich bleiben. Hier ist ein weites Feld für Spiel- und Übungstherapie sowie für medikamentöse Behandlung, je nach den klinischen Notwendigkeiten. Encephabol scheint sich bei der Behandlung kindlicher postcommotioneller Störungen zu bewähren. Für die vasomotorischen Störungen wird Bellergal mit gutem Erfolg angewandt. Neuroleptica sind zur Behandlung von Unruhezuständen bei hirngeschädigten Kindern gut geeignet, und schließlich müssen posttraumatische, symptomatische Anfallsleiden sorgfältig medikamentös-antikonvulsiv eingestellt und überwacht werden.

Im Rahmen der physikalischen Therapie leistet die Bindegewebsmassage von geübter Hand gezielt angewendet gute Dienste.

7. Zahn- und Kieferverletzungen

Wir unterscheiden folgende Verletzungen:

a) Die Lockerung des Zahnes durch Fraktur des knöchernen Halteapparates (des Alveolarfortsatzes).

Der Zahn festigt sich fast immer wieder, wenn eine Ruhigstellung für etwa vier Wochen durchgeführt werden kann. Bei Lageveränderung des Zahnes (meist Kippung nach innen) ist eine Reposition erforderlich.

Falls der Zahn sich nur wenig gelockert hat, genügt die Verordnung von Breikost, bei stärkerer Lockerung wird man das Kind dem Zahnarzt zur Schienung überweisen. Sie wird entweder mit Plastikmaterial oder mit einer Drahtligatur an den Nachbarzähnen durchgeführt. Oft kommt es dabei zur Pulpanekrose (siehe dort). Wegen der Möglichkeit einer Zahnwurzelfraktur ist eine Röntgenaufnahme erforderlich.

b) Die vollständige Luxation des Zahnes.

Der Zahn ist in diesem Falle völlig herausgeschlagen. Nach unserer Erfahrung ist der Versuch einer Reimplantation des Zahnes unmittelbar nach dem Unfall berechtigt. Es handelt sich allerdings um einen permanent devitalen Zahn, dessen Wurzel resorbiert wird.

c) Die Fraktur des Zahnes.

Alle Fälle, bei denen der Pulpenkanal eröffnet ist, gehören in die Hände des Zahnarztes. Wichtig ist es, den Verbleib des losen Fragments zu klären bzw. durch eine Röntgenkontrolle eine Aspiration auszuschließen. Außer der Fraktur der Krone kann es auch zur Wurzelfraktur kommen. Bei entsprechender Schienung ist Heilung möglich.

d) Die traumatische Pulpanekrose.

Sie kommt gelegentlich isoliert, häufig als Folge von a, b und c vor. Durch Abriß des Nervs und des versorgenden Gefäßes kommt es zur Devitalisierung des Zahnes, welche innerhalb kurzer Zeit zu einer bräunlichen Verfärbung führt. Diese ist nicht zu beeinflussen.

e) Die Repulsio (Intrusion), d. h. das Hineintreiben des Zahnes in den Kiefer mit Fraktur des Alveolarfundus. Sie kommt anscheinend nur bei den Milchschneidezähnen des Oberkiefers vor.

Die Prognose ist günstig insoweit, als meistens der Zahn spontan innerhalb von einigen Wochen seinen alten Platz wieder einnimmt. Allerdings kommt es auch hier zum Pulpentod und möglicherweise auch zur Keimschädigung des darunterliegenden bleibenden Zahnes mit Verkrüppelungen. Gelegentlich kann der eingetriebene Zahn auch in falscher Richtung zum Gaumen oder zur Nase durchbrechen.

Die bei allen Zahntraumen häufigen kleinen Begleitverletzungen der Mundschleimhaut bedürfen im allgemeinen außer pflegerischen Maßnahmen (Mundspülung, nicht schleimender Kost, keine Milch oder Fleisch, sondern Tee, Säfte, klare Brühen) keiner Behandlung. Das gilt natürlich nicht für perforierende Verletzungen oder Bißwunden der Zunge, die länger sind als 1 cm. Tetanusprophylaxe muß den Regeln entsprechend durchgeführt werden.

Mittelgesichtsfrakturen treten klinisch als einseitige Gesichtsoedeme oder Orbitalhaematome, ev. auch als Kauschwierigkeiten in Erscheinung.

Bißverletzungen der Zunge sowie Einrisse am Zungen- oder Lippenbändchen zeigen eine ausgezeichnete Tendenz zur Spontanheilung.

8. Ohren- und Nasenverletzungen

Platzwunden, auch vollständige Durchtrennungen des Ohrmuschelknorpels heilen bei sachgemäßer Versorgung ausgezeichnet.

Durch eine Ohrfeige können Perforationen des Trommelfells entstehen. Diese muß nicht unbedingt besonders heftig sein. Falls die Luft nicht entweichen kann, bringt der Druck im äußeren Gehörgang das Trommelfell zum Platzen. Eine weitere Ursache für diese Verletzung ist der Fall ins Wasser oder ein mißlungener Kopfsprung, bei dem das Ohr aufs Wasser aufschlägt.

Da klinische Erscheinungen nicht obligat sind, ist eine routinemäßige Untersuchung des Trommelfells nach solchen Unfällen erforderlich.

Frakturen des Nasenbeins sind selten, doch müssen auch Knorpelverletzungen im Nasenbereich gelegentlich reponiert und fachärztlich kontrolliert werden.

9. Augenverletzungen

9.1. Hornhautverletzung

Schon bei den unkoordinierten Strampelbewegungen der Säuglinge kann es zu Verletzungen der Bindehaut kommen, falls die Fingernägel nicht kurz gehalten werden. Die Behandlung geschieht mit Noviformsalbe als Infektionsprophylaxe. Auch im späteren Kindesalter sind Verletzungen dieser

Art häufig. Bei jeder Bindehautverletzung muß geprüft werden, ob die darunterliegende Cornea in Mitleidenschaft gezogen ist. Das geschieht mit 1%iger Fluorescinlösung, von der ein Tropfen ins Auge gebracht wird. Nur die Hornhautwunde färbt sich intensiv grün. Die Sofortbehandlung besteht in Auswaschen des Fluorescins mit etwas destilliertem Wasser und Einstreichen von Salbe (Irgamid, Noviform) in den unteren Conjunktivalsack, danach wird das Auge abgedeckt. Der Fluorescintest auf Hornhautverletzung kann auch mit einem Teststreifen ausgeführt werden, der kurz in den Conjunktivalsack eingeführt wird. Da die Prozedur schmerzhaft ist, empfiehlt sich für Kinder eher die Anwendung der Lösung.

Eine solche Hornhautverletzung sollte dem Augenarzt zur Weiterbehandlung überwiesen werden. Die Prognose ist gut, die Wunden, die allerdings meist ziemlich schmerzhaft sind, heilen in einigen Tagen ohne Narbenbildung ab. Wiederholte Gaben von Lokalanaesthetica sind kontraindiziert.

9.2. Fremdkörper

Rußflocken, Sandkörnchen, Wimpern lassen sich leicht durch einen mit Watte lose umwickelten Watteträger aus dem unteren Conjunktivalsack entfernen. Häufiger sitzen sie allerdings unter dem oberen Lid im Sulcus subtarsalis. Um die Fremdkörper zu entfernen, ist in diesen Fällen das *Ektropionieren* des Oberlids erforderlich: Man zieht dabei mit Daumen und Zeigefinger der einen Hand das Lid an den Wimpern nach unten und klappt es über ein Streichholz oder Glasstäbchen nach oben um. Das Auffinden von kleinen Glassplittern im Auge kann schwierig sein, auch hier kann ein Tropfen Fluorescin im Auge die Suche erleichtern.

In der Cornea festsitzende Fremdkörper müssen möglichst umgehend mit der Fremdkörpernadel oder auch einer sterilen Kanüle herausgeschabt werden. Das Auge wird vorher mit einer 5%igen Novocainlösung o. ä. betäubt. Dieser an sich nicht schwierige Eingriff sollte nur von geübter Hand durchgeführt werden. Danach Infektionsprophylaxe mit Irgamidsalbe oder Noviform und Abdecken des Auges für einige Tage.

Man denke daran, daß jede nicht heilende Conjuctivitis fremdkörperverdächtig ist.

9.3. Stumpfe und perforierende Verletzungen

Bei allen *stumpfen Verletzungen* muß eine grobe Sehprüfung für jedes Auge einzeln durchgeführt werden. Sie dient zur ersten Orientierung über ernsthafte Schäden. Der Stoß oder Schlag gegen das Auge führt leicht zu einer Blutung aus dem Ciliarkörper in die vordere Augenkammer (Hyphaema). Bei Verdacht auf eine solche Verletzung (Sehprüfung!) sollte das Auge abgedeckt und das Kind vor dem Transport zum Augenarzt wirksam sediert werden, um eine Zweitblutung zu vermeiden. Außer sorgfältiger Überwachung sind gewöhnlich keine weiteren Maßnahmen notwendig. Das Hyphaema wird meist in wenigen Tagen resorbiert.

Die gefährlichen *perforierenden Verletzungen* des Auges durch Dornen, Pfeile, Nadeln, Scheren und ähnliche Gegenstände bedürfen sofortiger augenfachärztlicher Versorgung. Steckende Fremdkörper sollten vor dem Transport nicht entfernt, das Auge nur abgedeckt, das Kind wirksam sediert werden. Bei längeren Transporten ist Infektionsprophylaxe mit einem Breitbandantibioticum zweckmäßig. Mit Verlust des Auges ist in etwa 30%/o der perforierenden Verletzungen zu rechnen.

9.4. Verätzungen und Verbrennungen

Verätzungen und Verbrennungen I. Grades von Binde- und Hornhaut sind gekennzeichnet durch Hyperämie, Hornhauterosion und Blepharospasmus, II. Grades durch Chemose, Epithelzerstörung und Hornhautquellung und III. Grades durch Nekrose und Verkochung. *Säuren* verursachen oberflächliche, schorfartige Coagulationsnekrosen, die das weitere Eindringen der ätzenden Substanz verhindern. *Alkalien* führen dagegen zu gewebserweichenden Kolliquationsnekrosen, die penetrierend in die Tiefe gehen und bei der Salmiakgeistverätzung zum Beispiel innerhalb von ein bis zwei Wochen zur Einschmelzung des ganzen Bulbus führen können. Durch Lackmuspapier läßt sich gegebenenfalls schnell klären, ob eine Laugen- oder Säureschädigung vorliegt.

Die Verätzungen mit gebranntem Kalk (Ätzkalk, Calcaria usta) entsprechen Laugenschäden. Tintenstiftverätzungen beruhen auf der gewebsschädigenden Wirkung des Methylvioletts und können neben der Violettfärbung der Conjunctiva zu Hornhautgeschwüren führen.

Therapeutisch ist die wichtigste und einfachste Sofortmaßnahme bei allen Verätzungen immer die weitgehende Verdünnung der ätzenden Substanz zu nicht ätzender Konzentration durch reichliche Wasserspülung, die mindestens 10 Minuten lang durchgeführt werden soll. Bei sauren Giften kann man auch mit 4%/oiger Natriumbicarbonat- oder Trispufferlösung spülen, bei alkalischen Giften mit Borwasser oder Zuckerlösung (Bildung von Saccharaten), bei Tintenstiftverätzungen mit 0,5%/oiger Fluoresceinlösung (die mit Methylviolett ein ungiftiges Reaktionsprodukt ergibt) — doch die Spülung mit Leitungswasser darf nicht durch den Versuch, diese Mittel zu beschaffen, verzögert werden! Nach Entfernung eventueller Partikel und lokaler Schmerzlinderung mit 0,4%/oiger Novesine- oder 1%/oiger Pantocainsalbe wird reine Vaseline appliziert, das Auge abgedeckt und das Kind zum Augenarzt gebracht.

10. Traumatischer Schiefhals

Zum traumatischen Schiefhals kommt es gelegentlich beim Purzelbaumschießen, Kopfsprung in seichtes Wasser oder auch bei Rangeleien.

Klinisch besteht eine meist sehr schmerzhafte Bewegungssperre der Halswirbelsäule mit Schiefhaltung des Kopfes. Es handelt sich fast ausschließlich um Zerrungen im Bandapparat mit Blockierung in den kleinen Wirbelgelenken und Druck auf sensible Wurzelfasern. Frakturen der Halswirbelsäule und vollständige Luxation sind sehr selten.

Schon wegen der bei Minimalbewegungen auftretenden starken Schmerzen ist vor dem Transport zum Röntgenologen eine provisorische Schienung erforderlich. Sie läßt sich verhältnismäßig einfach durchführen durch Anlegen eines mit Watte oder einem Kleidungsstück gepolsterten Kragens aus kräftiger Pappe. Die Breite des Kragens, der mit etwas Leukoplast leicht geschlossen wird, muß der Länge des Halses entsprechen (Abb. 25).

Die in jedem Fall erforderliche Röntgenaufnahme ist meist ohne Befund oder zeigt gelegentlich Subluxationen.

Zur Behandlung des einfachen traumatischen Schiefhalses wird Extension empfohlen. Uns hat sich die Ruhigstellung im Stützkragen nach Schanz eventuell im Wechsel mit Wärmebehandlung für eine Woche als ausreichend erwiesen. Alle Verletzunen des Knochenapparates der Wirbelsäule gehören selbstverständlich in fachärztliche Behandlung.

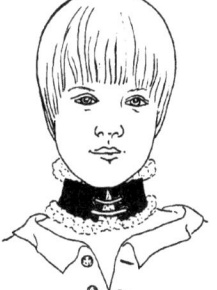

Abb. 25. Provisorische Schienung eines traumatischen Schiefhalses

11. Fremdkörper

Die Diagnose wird in vielen Fällen von der Mutter, in manchen Fällen vom Arzt, gelegentlich überhaupt nicht oder zu spät (bei der Sektion) gestellt.

Je nach der Lokalisation und damit auch ihrer Gefährlichkeit lassen sich drei Gruppen unterscheiden
1. Fremdkörper in Nase, Ohr, Vagina
2. Fremdkörper im Magen-Darmkanal
3. Fremdkörper in den Luftwegen

Am häufigsten ist das Einbringen von Perlen, Kirschkernen, Weidenkätzchen, Bohnen, Erbsen, Knöpfen u. ä. in das Ohr oder in die Nase.

Die Entfernung bei frischen Fällen erfordert die Beherrschung der Spiegeltechnik, eine gute Assistenz sowie ein Häkchen.

Um Abwehrbewegungen des Kindes auszuschalten, wird es fest in eine Decke gewickelt und von der Sprechstundenhilfe auf dem Schoß gehalten. Der Kopf des Patienten ruht auf ihrer rechten Schulter und wird von ihr mit der rechten Hand fixiert. (Bei linkshändigen Operateuren entsprechend links.)

Nun wird das Instrument mit nach unten gerichtetem Häkchen an dem Fremdkörper vorbeigeführt und hinter dem Fremdkörper gedreht, so daß dieser mit vorsichtigen Bewegungen nach außen gezogen werden kann.

Es dürfen keine Pinzetten, auch keine Spezialpinzetten für Nase und Ohr verwandt werden, weil sie fast immer an der glatten Oberfläche des Fremdkörpers abrutschen und ihn nur tiefer in den Gehörgang bzw. die Nase befördern.

Bei kurzer Verweildauer ist die Reizung des Gehörgangs bzw. der Nasenschleimhaut durch den Fremdkörper unerheblich. Man kann, zumal wenn minimale Verletzungen beim Entfernen entstanden sind, für zwei Tage einen Salbenstreifen einlegen.

Schwieriger gestaltet sich die Entfernung „älterer" Fremdkörper, besonders wenn es sich um quellungsfähige Getreidekörner oder Hülsenfrüchte handelt. Aber auch bei anderen längere Zeit liegenden Fremdkörpern entsteht durch Reizung eine starke Schwellung der umgebenden Schleimhaut mit Sekretion.

Bevor der Versuch einer Entfernung gemacht wird, der im übrigen so abläuft, wie beschrieben, muß die Schleimhaut durch eine Suprareninlösung 1 : 1000 (1—2 Tropfen) zum Abschwellen gebracht und zweckmäßigerweise mit wenigen Tropfen einer 1%igen Pantocainlösung betäubt werden.

Lebende Fremdkörper — Käfer, Ameisen — verursachen einen starken Juckreiz im äußeren Gehörgang. Sie werden leicht mit Hilfe der Ohrenspritze und lauwarmem Wasser herausgespült.

Wesentlich ist bei allen diesen Eingriffen die gute Vorbereitung der Prozedur sowie die sichere Assistenz in der beschriebenen Weise. Eventuell ist bei starker Abwehr Sedierung bzw. Kurznarkose erforderlich.

11.1. Magen-Darmkanal

Fremdkörper im Magen-Darmkanal sind meistens stumm. Eine Ausnahme bilden solche, die in den physiologischen Engstellen des Oesophagus stecken bleiben. Sie können außer dem meist lebhaften Fremdkörper-Gefühl bei Kompression auf die Trachea Atembeschwerden verursachen.

Das Kind, soweit es altersgemäß in der Lage dazu ist, wird aber der Mutter eher Mitteilung über einen verschluckten Gegenstand machen, während Fremdkörper in anderen Körperhöhlen oft verschwiegen werden.

Eine Röntgendiagnose muß in jedem Fall die Diagnose bestätigen. Handelt es sich um einen spitzen, scharfen Gegenstand (Nadeln, Haarklammern, Heftzwecken) muß das Kind ins Krankenhaus zur Beobachtung und eventuellen späteren Operation überwiesen werden (Abb. 26). Bei stumpfen, runden Gegenständen (Knöpfen, Münzen, Marmeln, Obstkernen) darf man 8—10 Tage zuwarten (Abb 27). Die Mutter wird in diesen Fällen den Ab-

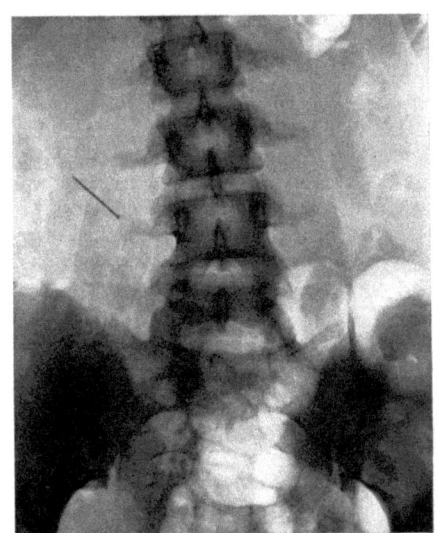

Abb. 26. Stecknadel im Dünndarm eines 14jährigen Mädchens. Spontanabgang innerhalb von 4 Tagen

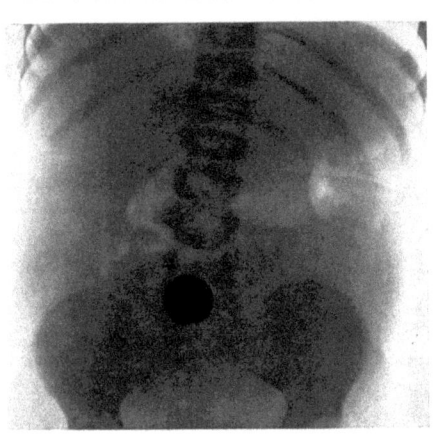

Abb. 27. Geldstück im Colon transversum eines 2jährigen Mädchens. Spontaner Abgang

gang des Fremdkörpers per vias naturales überwachen. Es dürfen keinerlei Abführmittel verordnet werden, da durch die Hypermotilität des Darmes die glatte Passage nur gestört wird. Erlaubt und möglicherweise von Nutzen ist voluminöse Kost (Sauerkraut, Nudeln, Kartoffelbrei). Nach ergebnislosem Ablauf der Frist von 10 Tagen ist auch hier die Einweisung in die Klinik notwendig.

Falls wiederholte Röntgenkontrollen den Fremdkörper an derselben Stelle im Magen-Darmkanal zeigen, wird sich eine operative Entfernung desselben nicht vermeiden lassen.

Man vergesse nicht, daß eine große Anzahl von Gegenständen im Röntgenbild nicht oder nur gering schattengebend sind (Glasperlen, Plastikteile, Gummistöpsel, Legobauteile). Sie können allerdings oft durch Kontrastmittel zur Darstellung gebracht werden.

Abschließend zu dem Thema Fremdkörper im Magen-Darmkanal sei gesagt, daß Perforationen zu den großen Seltenheiten gehören und Operationen meistens vermieden werden können, da in der großen Mehrzahl der Fälle die Fremdkörper innerhalb von 4 Wochen spontan abgehen. Das gilt besonders dann, wenn der Fremdkörper den Magen passiert hat.

Die *Fischgräte im Hals* erzeugt meistens ein starkes Fremdköper-Gefühl. Bei Inspektion des Rachens findet man sie häufig in einer der Tonsillen stecken oder im peritonsillären Gewebe. Bei guter indirekter Beleuchtung und Assistenz läßt sie sich relativ leicht mit einer kleinen gebogenen Klemme entfernen. Eventuell ist Sedierung vorher erforderlich (5—10 mg Librium). Falls notwendig, ist das Kind einem Facharzt zur Kehlkopfspiegelung zu überweisen.

11.2. Aspiration

Die Aspiration von Fremdkörpern ist zwar seltener, aber aus mehreren Gründen sehr gefährlich. Sie kann erstens unmittelbar zum Tode führen (Bolustod), zweitens schwere z. T. chronische Krankheitsbilder produzieren, und schließlich gestaltet sich die Entfernung aspirierter Gegenstände oft äußerst schwierig.

Die Differentialdiagnose Verschlucken: Aspirieren ist daher von großer Bedeutung. Nur klinisch, ohne die Röntgenuntersuchung, läßt sie sich häufig nicht stellen, da Husten und Würgen bei beiden vorkommen, obwohl anhaltendes Husten eher für Aspiration spricht. Im Zweifelsfalle ist es jedenfalls besser, eine Aspiration anzunehmen, als sich mit der Hoffnung zufriedenzugeben, daß alles gutgegangen sei. Zu dieser falschen Hoffnung verführt *das freie Intervall,* welches sich regelmäßig im Anschluß an die mehr oder weniger bedrohlichen Anfangserscheinungen einstellt.

Die Diagnose einer Fremdkörper-Aspiration kann oft nur nach stationärer Beobachtung auf einer Fachabteilung geklärt werden, auf der die technischen Voraussetzungen für differenzierte Röntgenuntersuchungen und Endoskopie auch für Säuglinge gegeben sind.

Daß selbst die Röntgenkontrolle in manchen Fällen im Stich läßt, wurde bereits gesagt.

Die Vielfalt der Krankheitsbilder, welche durch nichtdiagnostizierte aspirierte Fremdkörper entstehen können, umfaßt die rezidivierende Bronchitis, die therapieresistente Pneumonie, den rezidivierenden Pseudokrupp, Atelektase, asthmatoide Zustände (Stridor inspiratorisch) sowie Tuberkulose und Sarkoidose.

11.3. Erste Hilfe

Mundsperrer oder Keil einführen, digitales Austasten des Rachens, Hochheben von Säuglingen und Kleinkindern an den Beinen, Beklopfen des Rückens, sofortiger Abtransport ins Krankenhaus zum Absaugen bzw. endoskopischer Entfernung des Fremdkörpers.

Auch bei leerer Anamnese sollte man dem von einem Kind geäußerten Fremdkörper-Gefühl unbedingt auf den Grund gehen.

Der beim Essen oder während des Spielens auftretende Reizhusten kann Symptom einer Fremdkörper-Aspiration sein.

12. Mißhandlungen

In den Jahren 1950—1960 sind 2175 Urteile wegen Kindesmißhandlungen von deutschen Gerichten gefällt worden. Nimmt man Inzest, grobe Vernachlässigung, Aussetzung und Mord hinzu, sind die Zahlen erheblich höher.

Dabei ist die sogenannte Dunkelziffer bei Kindesmißhandlungen aus begreiflichen Gründen besonders hoch. Es wird geschätzt, daß nur etwa 5% vor den Strafrichter kommen (TRUBE-BECKER). Die Rolle, die der praktische Arzt bei der Aufklärung spielt, ist äußerst wichtig, leider wird noch immer die Möglichkeit von Mißhandlungen zu selten in Betracht gezogen. Andererseits bestehen oft aus verschiedenen Gründen Hemmungen, Anzeige zu erstatten.

12.1. Milieu

Die Täter sind zu einem großen Prozentsatz Kriminelle, Arbeitsscheue und wiederholt Vorbestrafte. Alkoholismus und Schwachsinn sind ebenfalls vertreten. Auf seiten der Kinder sind neurotische Fehlhaltungen wie Bettnässen, Stehlen, Lügen (oft bedingt durch kinderfeindliche Fehlerziehung der Eltern) als Ursache zu nennen.

Die große Mehrzahl der Opfer befinden sich im Alter von unter ein bis drei Jahren, der hohe Prozentsatz von Säuglingen ist bemerkenswert.

Bei den Todesfällen stehen an erster Stelle Kopfverletzungen mit subduralem Hämatom, außerdem finden sich stumpfe Bauchverletzungen mit Blutungen und Darmrissen sowie Ersticken und Ertränken.

12.2. Diagnose

Verdacht auf Mißhandlung ist bei folgenden Punkten gegeben: multiple Hämatome und Knochenbrüche, Verletzungen in verschiedenen Stadien der Heilung, Bißwunden, schwere Verbrennungen, z. B. durch Zigaretten, Würgemale, Striemen, Zeichen allgemeiner Vernachlässigung und Unterernährung. Dazu kommen als Verdachtsmomente das entsprechende häusliche Milieu, die Altersgruppe des Patienten und eventuell Diskrepanz zwischen Unfallanamnese und Befund bei der Untersuchung. Auch häufiger Hausarztwechsel gehört zu den Verdachtsmomenten.

Wie die Erfahrung zeigt, sind die Eltern bzw. Pflegepersonen, welche häufig ihr eigenes Versagen dem Leben gegenüber auf brutale Weise an den Kindern abreagieren, erfindungsreich bei der Zusammenstellung einer glaubhaften Anamnese.

Wenn allerdings die Möglichkeit einer Mißhandlung erst einmal in Betracht gezogen wird, sind die differentialdiagnostischen Schwierigkeiten gering (Osteogenesis imperfecta, hämorrhagische Diathesen).

Das Vorgehen bei Verdacht auf Mißhandlung sollte mit der zuständigen Fürsorgestelle im privaten Gespräch abgestimmt werden. Oft wird sich das Bild dadurch abrunden lassen. Man sei sich der großen Verantwortung bewußt, die in der Unterlasung einer Meldung liegen kann. Sie bedeutet mit Wahrscheinlichkeit weitere schwere Mißhandlungen und kann den Tod des betreffenden Kindes zur Folge haben.

13. Verbrennungen und Verbrühungen

Eine Unterscheidung von Verbrennung und Verbrühung ist klinisch irrelevant, da die thermische Gewebsschädigung in erster Linie von der Höhe der Temperatur und der Dauer der Einwirkung, nicht aber von der Natur der Wärmequelle abhängt. Je nach Tiefe der Läsion werden drei Grade der Verbrennung unterschieden, die für die Heilungsprognose der örtlichen Hitzeschädigung von Bedeutung sind.

Der *I. Grad* ist gekennzeichnet durch schmerzhafte Hautrötung (Erythem); die Abheilung erfolgt in wenigen Tagen. Der *II. Grad* weist Blasenbildung auf; die Schädigung beschränkt sich auf die Epidermis (Blasengrund rot) und braucht 2—3 Wochen zur Abheilung. Bei Verbrennungen *III. Grades* kommt es zur Nekrose von Epidermis und Corium, eventuell bis in die Subcutis (keine Schmerzreaktion auf Nadelstich); die Epithelisierung des Defektes kann nur von den Randpartien her erfolgen und nimmt oft viele Wochen in Anspruch. In diesen Fällen kommt die Frühtransplantation nach Abstoßen der Gewebsnekrosen, 1—3 Wochen nach dem Verbrennungsunfall, in Frage. Die Entscheidung, ob eine Verbrennung II. oder III. Grades vorliegt, ist bei der Erstuntersuchung oft nicht eindeutig zu treffen.

Viel mehr als die Tiefe der Läsion bestimmt aber ihre Flächenausdehnung den Grad der akuten Bedrohung und das therapeutische Vorgehen bei der Verbrennung. Denn im Verbrennungsbezirk kommt es sofort nach der Verletzung durch Permeabilitätsstörungen zu erheblichen Exsudationen (Verbrennungsödem), die der Ausgangspunkt für Hypovolämie, Vasoconstriction (Zentralisation), Hypoxie und Acidose sind: Vorgänge, die klinisch als primärer *Verbrennungsschock* imponieren und die um so ausgeprägter sind, je jünger das Kind und je größer die Verbrennungsfläche ist. Auch das drohende Nierenversagen oder die cerebralen Symptome, die im Überlebensfall eine postkombustionelle Encephalopathie zur Folge haben können, sind gefürchtete Erscheinungen dieses Schocks, der sich bei Kindern schon bei einer Verbrennungsausdehnung ab 10% der Körperoberfläche einstellen kann.

Weitere Risiken ergeben sich in den folgenden Tagen aus der Wirkung bakterieller Toxine infolge Wundinfektion und einer sich entwickelnden Anämie.

Es wird daher geraten, jedes Kind mit einer Verbrennung von mehr als 5% der Körperoberfläche in klinische Behandlung einzuweisen. Bei Verbrennungen des Gesichts, der Hände und Füße sowie der Genitalgegend liegt ein zusätzliches Risiko vor.

Die *Abschätzung der Flächenausdehnung* erfolgt für Kinder über 9 Jahren nach der *Wallaceschen Neunerregel*, für Kinder unter 9 Jahren, bei denen der Kopf relativ größer, die unteren Extremitäten aber kleiner sind, nach der einfach modifizierten Neunerregel: Für jedes Jahr unter 9 Jahren Kopf 1% mehr, Beine zusammen 1% weniger; bei einem zweijährigen Kind also: Kopf $9 + 7 = 16\%$, jede untere Extremität $18 - 7/2 = 14,5\%$ (Abb. 28). Einfachste Faustregel: Die flache Hand des Patienten entspricht 1% seiner Körperoberfläche.

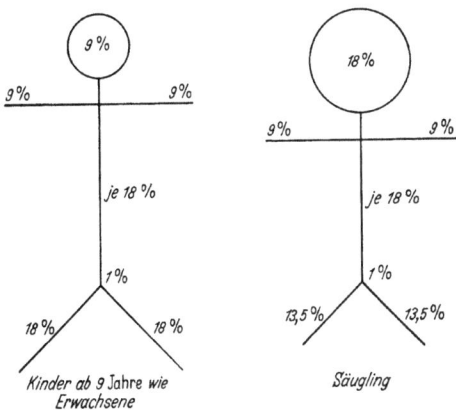

Abb. 28. Schema zur Ermittlung der prozentualen Körperoberfläche. Neunerregel nach Wallace für Kinder über 9 Jahren. Darunter nach Truckenbrodt für jedes Jahr Kopf 1% größer, Beine zusammen 1% kleiner

Erste-Hilfe-Maßnahmen am Unfallort. Bei Verbrühungen ist unmittelbar nach dem Unfall kaltes Leitungswasser über die mit der heißen Flüssigkeit getränkten Kleidungsstücke zu gießen, dann erst die Kleidung vorsichtig zu entfernen. Jetzt erfolgt die rasche Orientierung über die Ausdehnung der Verbrennung und die Entscheidung, ob Einweisung in klinische Behandlung erfolgen muß. Wenn ja, wird ein Schmerzmittel gegeben, zum Beispiel Dolantin (0,3—0,8 ml intramuskulär) oder ein analgetisches Suppositorium;

Art, Dosis und Zeitpunkt der Medikamentengabe müssen dem Krankenhaus schriftlich mitgeteilt werden. Die Wunde wird mit sterilem Verband oder notfalls mit sauberem Leinen abgedeckt. Alle sonstigen lokalen Maßnahmen wie Salben- oder Puderverbände sollen unterbleiben, auch Blasen sollen wegen des Infektionsrisikos nicht eröffnet werden.

Das Kind darf, falls es keine Bewußtseinseinschränkung hat, reichlich trinken, am besten gequirltes Mineralwasser oder Obstsaft mit einer Messerspitze Kochsalz pro Glas, oder handelsfertige modifizierte Haldane-Lösung (Liquisorb BW von Pfrimmer). Der Patient soll dann rasch und schonend, warm zugedeckt und liegend mit erhöhten Beinen, ins Krankenhaus transportiert werden. Sind Schocksymptome bereits erkennbar — kalte und blasse Haut mit lividem Unterton, schlecht gefüllter Puls, Erbrechen — und dauert der Transport länger als 30 Minuten, sollte nach Möglichkeit eine intravenöse Infusion angelegt werden; als Lösung genügt isotone Kochsalz-Traubenzuckerlösung oder Ringerlösung, wie sie etwa als Tutofusin NS oder Tutofusin IK 5 zur Verfügung steht. Vasoconstrictive Kreislaufmittel sind kontraindiziert. Zur Überwachung der intravenösen Schocktherapie wird der Arzt den Transport begleiten.

In der Klinik steht die Behandlung der Verbrennungskrankheit in den ersten Tagen im Vordergrund. Dazu gehören Plasmaersatz, Kontrolle bzw. Normalisierung des Elektrolythaushalts und Infektionsprophylaxe.

Bei der Wundversorgung hat sich die offene Behandlung ohne Verbände in sterilem Milieu (Isolierung in Boxen) durchgesetzt. Die Schorfbildung und Reepithelisierung erfolgt dabei am schnellsten. Außerdem kann die Wunde besser beobachtet und den Kindern der schmerzhafte Verbandwechsel erspart werden.

Bei Verbrennungskindern, besonders solchen mit drittgradigen Verbrennungen, beobachtet man in ca. 10% der Fälle ein *scarlatiniformes Exanthem*. Dabei handelt es sich viel seltener als angenommen um einen echten Wundscharlach, denn Übertragungen treten auch bei fehlender Isolierung nicht auf; Hautschuppung sowie Scharlachkomplikationen fehlen, und aus Wund- und Rachenabstrichen können keine Streptokokken kultiviert werden, wohl aber oft Staphylokokken. Wahrscheinlich handelt es sich um ein toxisches Exanthem durch Verbrennungs- oder Staphylokokkentoxine.

Kleinere, oberflächliche Verbrennungen und Verbrühungen lassen sich selbstverständlich gut im Hause versorgen. Auch hier ist, wenn möglich, die offene Wundbehandlung wohl allen anderen Methoden überlegen. Bewährt hat sich auch die Anwendung von Sulfonamid-Gelen und von Antibiotica-Trockensprays.

14. Elektrounfall

In der Gesamtzahl der Kinderunfälle kommen Schädigungen durch elektrischen Strom mit einem Anteil von 0,23% relativ selten vor. Elektrounfälle verursachen 1—2% der kindlichen Verbrennungen. Die Letalität ist mit ca. 10% relativ hoch.

Es ist — auch therapeutisch und prognostisch — zu unterscheiden zwischen Niederspannungsunfällen (unter 1000 V) und Hochspannungsunfällen (über 1000 V); zu letzteren zählen auch die Unfälle durch atmosphärische Elektrizität (Blitzschlag). Grundsätzlich kann der elektrische Strom den Organismus auf zwei verschiedene Arten schädigen: Einmal durch die Hitzewirkung des Stromes, die entsprechend dem Jouleschen Gesetz an Ort des größten Widerstandes, gewöhnlich an seiner Eintrittsstelle, entsteht, und zweitens beim Durchfluß des Stromes durch den Organismus, wobei die Schädigung der durchflossenen inneren Organe in erster Linie von der Stromstärke und der Einwirkungsdauer abhängt. Gleichstrom ist weniger gefährlich als Wechselstrom.

Niederspannungsunfälle sind als häusliche Unfälle mit Wechselstrom von 220 V bzw. 380 V bei Kindern am häufigsten. Über 100 V durchschlagen Ströme gewöhnlich den Widerstand auch der trockenen Haut; nach einer Faustregel entspricht dabei die durchfließende Stromstärke in Milliampère etwa der angelegten Spannung in Volt. Bei 220 V fließen also 220 mA durch den Körper. Doch schon 25 mA — wie sie bei ungünstigen Bedingungen schon eine Spielzeugeisenbahn hergeben kann — können zu Extrasystolen, 80 mA zu Kammerflimmern und 100 mA zum Tode führen, wenn das Herz im Stromweg liegt; bei 2—5 Ampère tritt sofortige Asystolie ein. Zwei Drittel der Todesfälle beim Niederspannungsunfall erfolgen durch Herzkammerflimmern, ein Drittel durch Asystolie.

Verbrennungen an der Stromeintrittsstelle (Strommarken) sind bei Niederspannungsunfällen gewöhnlich nicht sehr schwer. Doch kommt bei Kleinkindern, die elektrische Kontakte in den Mund stecken oder mit Nasensekret oder Tränenflüssigkeit in Berührung bringen, die Mittelgesichtsverbrennung als alterstypische elektrische Verletzung vor. Gelegentlich kommt es auch zu tiefen thermischen Nekrosen bei äußerlich scheinbar harmloser Strommarke (Beugesehnen der Hohlhand beim Anfassen von elektrischen Geräten, die unter Strom stehen).

Soforthilfe: Strom abschalten, falls das Kind noch Kontakt mit stromführenden Teilen hat. Bei Atem- und Herzstillstand sofortige Atemspende und externe Herzmassage (s. S. 6 u. 9). Keine Kreislaufmittel. Kommt die Herztätigkeit nicht in Gang, kann man intracardial Alupent (0,25—0,5 mg) zur Behebung einer Asystolie oder intracardial Kaliumchlorid (10—15 ml 7,45%oige Lösung Kaliumchlorid salvia) bzw. Novocamid (0,2—0,6 g) zur Behebung von Kammerflimmern versuchen. Stehen entsprechende Geräte zur Verfügung, erfolgt die Behandlung nach EKG-Diagnostik selbstverständlich gezielt, im Falle des Kammerflimmerns mittels elektrischer Defibrillation.

Bei *Hochspannungsunfällen* kommt es wegen der sehr kurzen Einwirkungszeit dieser höchsten Stromstärken (0,1 bis spätestens 0,2 Sekunden nach einem Kurzschluß schalten die Automaten der technischen Hochspannungsanlagen ab) nicht so häufig zu akut lebensbedrohlichem Herz- und Kreislaufstillstand; im Vordergrund stehen vielmehr die schweren Verbrennungen an der Haut durch den Lichtbogen, der eine Temperatur von ca. 20 000° C hat, ferner die elektrothermischen Zerstörungen der Muskulatur durch Joulesche Wärme von ca. 2000—3000° C. Folgen sind Verbrennungsschock (s. S. 42) und Schockniere durch Myoglobinämie (Elektro-Crush-Niere). Außerdem kann es zu Myocardschäden sowie zu Muskelabrissen und Frakturen durch strombedingte Muskelkontraktionen kommen.

Die *Soforthilfe* besteht in Wund- und Schockbehandlung wie bei schweren Verbrennungsunfällen (s. S. 9). Bei Bewußtlosigkeit ist stabile Seitenlage herzustellen (Abb. 3), bei Atem- und Kreislaufstillstand sofort mit Atemspende und externer Herzmassage zu beginnen (s. S. 6 u. 9).

Die Letalität der *Blitzschlagunfälle* ist mit 30%/o sehr hoch. Die Tatsache, daß beim Blitz zwar höchste Spannungen von 25 bis 50 Millionen Volt, aber in kürzester Zeit von einer hunderttausendstel Sekunde einwirken, führt dazu, daß der Getroffene entweder sofort getötet wird, wenn die vitalen medullären Zentren außer Funktion gesetzt werden, oder aber mit dem Schrecken davon kommt.

Zur *Prophylaxe* ist es wichtig zu wissen, daß bei einem Gewitter in freiem Gelände das Auto einen sicheren Blitzschutz bietet, da es wie ein Faradayscher Käfig wirkt. Unter einem Baum ist dagegen die Gefahr erhöht.

15. Kälteschäden

Bei den Kälteschäden sind örtliche Erfrierung und allgemeine Unterkühlung zu unterscheiden. *Erfrierungen* werden, ähnlich wie Verbrennungen, je nach Schwere des entstandenen Gewebeschadens in drei Grade eingeteilt:
I. Grad: Blässe mit nachfolgender Rötung (Congelatio erythematosa); II. Grad: Blasenbildung (Congelatio bullosa); III. Grad: Nekrosen (Congelatio gangraenosa).

Da in normalen Zeiten Erfrierungen stärkeren Ausmaßes nur bei Skifahrern, Bergsteigern und unter Alkoholeinwirkung vorkommen, sind sie bei Kindern relativ selten. Gelegentlich sehen wir die leichtesten Grad der Ischämie mit nachfolgendem Frosterythem, etwa an den Wangen von Säuglingen, die im Winter bei allzu tiefen Temperaturen der Freiluftbehandlung unterzogen worden sind. Therapeutisch sollen hier alle mechanischen Maßnahmen — Massieren, Reiben mit Schnee — unterbleiben. Das Kind wird in einen warmen Raum gebracht, die betroffenen Stellen wärmt der Helfer durch Auflegen der eigenen warmen Hände. Nach ein bis zwei Wochen pflegt die Durchblutung normalisiert zu sein. Als Dauerschaden kann eine leichte Kälteempfindlichkeit zurückbleiben.

Bei Erfrierungen II. und III. Grades ist in der Soforttherapie die Frage der raschen oder allmählichen lokalen Wiedererwärmung noch nicht entschieden. In der Schweiz und in Rußland wird das rasche Auftauen bei Zimmertemperatur befürwortet. Deutsche Autoren halten dagegen ein Kälteschaden für einen Wiedererwärmungsschaden und empfehlen bei gleichzeitiger Aufwärmung des Körperkerns das Eintauchen der erfrorenen Körperteile in Wasser von 6° C, das innerhalb von zwei bis drei Stunden durch Zugießen wärmeren Wassers auf 37° C gebracht werden soll.

Wenn bei *allgemeiner Unterkühlung*, zum Beispiel durch Eingeschlossenwerden in Kühlschrank oder Tiefkühltruhe oder nach Einbrechen in Eis, schon Bewußtlosigkeit (bei etwa 30° C Körpertemperatur) oder Atem- und Herzstillstand (bei etwa 25° C) eingetreten sind, ist sofortige Aufwärmung des vorsichtig entkleideten Kindes im warmen Vollbad von 37° C vorzunehmen, gegebenenfalls kombiniert mit Atemspende und Herzmassage. Ist ein Bad nicht möglich, hüllt man das Kind in heiße, nasse Tücher ein. Unterstützend wirken intravenöse Infusionen von Rheomacrodex und Traubenzuckerlösungen, die auf 37° C angewärmt sind. Ferner wird die Stoffwechselacidose bekämpft. Die Notwendigkeit des Einsatzes von Nebennierenrindenhormonen wird nicht einheitlich beurteilt. Zur Dämpfung der Schmerzen bei der Wiederaufwärmung sind Analgetica erforderlich. Frottieren und Massieren der Muskulatur sowie passive Bewegungen sind wegen Hämatomgefahr nur äußerst vorsichtig durchzuführen.

16. Ertrinken

Die *Pathophysiologie* des Ertrinkens ist nicht allein durch das Ersticken unter Wasser gekennzeichnet, sondern auch durch den Übertritt von aspiriertem Wasser aus den Lungenalveolen in den Kreislauf, wenn es sich um Ertrinkungsunfälle in Süßwasser handelt, oder umgekehrt um Diffusion von Blutwasser in die Alveolen, wenn Meerwasser aspiriert wurde. In jedem Falle kommt es nach dem Untertauchen zunächst zu einem reflektorischen Laryngospasmus, dann zur massiven Aspiration der Ertrinkungsflüssigkeit. Süßwasser diffundiert jetzt als hypotone Lösung rasch durch die Alveolarmembran ins Blut und führt zu Hämodilution, Hypervolämie, Hyponatriämie und Hämolyse. Schon nach zwei bis drei Minuten tritt Herzkammerflimmern infolge der Hypoxie und des erniedrigten Na/K-Quotienten ein.

Aspiriertes Meerwasser mit seinem Salzgehalt von 3,5 % saugt dagegen als hypertone Lösung osmotisch Blutflüssigkeit und Plasmaproteine in die Alveolen und gibt Elektrolyte ins Blut ab. Es resultiert Hämokonzentration und Hypovolämie, der Tod tritt durch Hypoxie und Lungenödem ein.

Maßnahmen der Ersten Hilfe: Es ist nicht möglich, Wasser aus den tieferen Luftwegen durch Lagerungsmanipulationen zu entfernen. Man darf daher bei apnoischen Ertrunkenen keine Zeit mit diesen frustranen Maßnahmen verlieren, sondern muß unverzüglich mit der Mund-zu-Mundbeatmung — möglicherweise noch im Wasser — und der extrathorakalen Herzmassage beginnen. Sie führen in der Regel zum Erfolg, wenn das Kind nicht länger als zwei Minuten unter Wasser war. Nach kompletter Apnoe von zwei bis vier Minuten Dauer ist eine Reanimation nur noch bei der Hälfte der Kinder möglich, wobei mit irreversiblen Hirnschäden zu rechnen ist; in der fünften bis zehnten Minute nach dem Untergehen tritt der zentralnervöse Tod ein. Allerdings sind bei stärkerer Unterkühlung, zum Beispiel bei Ertrinkungsunfällen nach Einbrechen ins Eis, wegen der Herabsetzung des gesamten Stoffwechsels Überlebenszeiten von 15 bis 20 Minuten möglich. Unterkühlte Kinder müssen gleichzeitig mit den Reanimationsmaßnahmen aufgewärmt werden (s. a. S. 47).

Klinisches Kriterium, ob Wiederbelebungsmaßnahmen noch Aussicht auf Erfolg versprechen, ist die Pupillenreaktion: Sind die Pupillen weit oder mittelweit, lichtstarr und entrundet, besteht keine Hoffnung mehr. Sind sie eng oder zeigen Verengungstendenz, so sind die Bemühungen erfolgversprechend.

Die Klinikbehandlung, in die der Patient unter Fortführung der Reanimationsmaßnahmen schnellstens zu überführen ist, besteht in Intubation, Bronchialtoilette, Wechseldruckbeatmung mit Sauerstoff, medikamentöser und elektrischer Defibrillation, Überwachung und Regulierung des Elektrolythaushalts und antibiotischer Pneumonieprophylaxe.

17. Prävention von Kinderunfällen

Die altersbedingte körperliche und geistig-seelische Unreife ist eine der Ursachen für die erhöhte Unfallgefährdung des Kindes. Motorische Unsicherheit, Mangel an Kenntnissen, Erfahrungen, Einsichten, Drang zur Nachahmung Erwachsener, Neugierde und unkontrollierte Spontaneität sind Gefährdungsmomente, die im Kinde selbst liegen. Außerdem aber sind Umwelteinflüsse von überragender Bedeutung für das Zustandekommen und insbesondere für die kontinuierliche Zunahme der Kinderunfälle in unserer Zeit. Der technische Fortschritt, der das Leben der Erwachsenen in vieler Hinsicht angenehmer macht, gefährdet das Leben der Kinder: Zunehmende Motorisierung läßt die Straßenunfälle ansteigen, Verbrauchssteigerung von Haushalts- und Heilmitteln hat häufigere Vergiftungsunfälle im Gefolge; Erfrieren in Kühlschrank und Tiefkühltruhe, Ersticken unter übergezogenen Plastikbeuteln, Vergiftungen mit Psychosedativa — um nur einige herauszugreifen —, zählen zu den modernen Unfallschäden bei Kindern.

In der Genese des Kinderunfalls spielen also endogene und exogene Faktoren mit, die man kennen muß, um Kinderunfälle verhüten zu können. Statistische Studien der letzten Jahre haben uns nun erstmals ein Bild der Epidemiologie des Kinderunfalls und damit seiner ursächlichen und mitwirkenden Faktoren vermittelt, aus dem wirksame Präventivmaßnahmen abgeleitet werden können.

Zwei- bis Dreijährige stellen den größten Anteil der kindlichen Unfallopfer. Neben dieser Altersdisposition besteht auch eine starke Knabenwendigkeit (2 : 1). Beide Dispositionen sind verständlich. Schwieriger ist die Erklärung schon bei den sogenannten „Unfällern", Kindern, die immer wieder mit den verschiedensten Unfällen in die Sprechstunde oder ins Krankenhaus kommen. Unzureichendes Abschätzen von Gefahren, außergewöhnlicher Wagemut, aber auch verlängertes Reaktionsvermögen und vielleicht eine spezifische Unfähigkeit, aus Erfahrungen zu lernen, spielen hier eine Rolle. Dazu kommen möglicherweise Hör- und Sehfehler und allgemeine körperliche Ungeschicklichkeit, hinter der sich gelegentlich ein unterschwelliger Cerebralschaden verbirgt. Auch an ein beginnendes Anfallsleiden, eine Fotoepilepsie und eine idiopathische Hypoglykämie ist zu denken.

Ein Milieufaktor, der die Unfallhäufigkeit erheblich beeinflußt, ist die erzieherische Haltung der Eltern auf diesem Gebiet. Sie reicht von größter Ängstlichkeit, die jedes Risiko streng verbietet und damit das so notwendige Unfalltraining verhindert (Overprotection), bis zur gedankenlosen Unbekümmertheit und bewußten Vernachlässigung, die sich genauso verhängnisvoll auswirkt.

Im Hause ist die Küche mit Abstand der häufigste Ort von Unfällen, während das Spielzimmer an letzter Stelle der Unfallhäufigkeit steht. Außerhalb des Hauses ist der Garten ein relativ sicherer Aufenthaltsort für Kinder im Gegensatz zu Hof und Straße, die sehr viel höhere Unfallziffern aufweisen (Verkehrsunfälle nicht mitgerechnet). Die Statistiken, die wir vor allem GÄDEKE verdanken, ergeben eine interessante Lektüre und gleichzeitig klare Folgerungen. Diese richten sich in erster Linie an die Architekten und an Träger des öffentlichen Wohnungsbaus.

Was die spezielle Prophylaxe anbelangt, so möchten wir der bewußten Risikoerziehung das Wort reden, einer Erziehung, die frühzeitiger als die meisten Eltern es für möglich halten, Kinder kleinen, kontrollierten Gefahren aussetzt. Diese Risikoerziehung bedarf allerdings einer gewissen Intelligenz der Eltern, auf die man sich nicht immer verlassen kann. Man wird aber, wenn die Prophylaxe des Kinderunfalls Erfolg haben soll, den Hebel beim Elternhaus ansetzen müssen. Dies gilt letzten Endes auch für den Verkehrsunfall, der in einem Drittel der Fälle vorschulpflichtige Kinder betrifft.

Auch im Kindergarten muß daher Verkehrserziehung durchgeführt werden. Entsprechende Richtlinien würden es den Kindergärtnerinnen erleichtern, die verschiedenen Verkehrssituationen mit den Kindern durchzuspielen und sie ihnen so nahe zu bringen. Auch Schwimmunterricht sollte bereits im Vorschulalter stattfinden.

Die Verkehrsunfälle stellen nur etwa 20% aller Unfälle im Kindesalter, doch ist jeder zweite tödliche Unfall verkehrsbedingt. Dies unterstreicht die Wichtigkeit von pflichtmäßigem Verkehrsunterricht in den Schulen.

Es ist nicht abwegig, die Benutzung von Fahrrädern für den Schulweg von einer entsprechenden Erlaubnis nach Belehrung abhängig zu machen, wie es in verschiedenen Ländern gefordert und z. T. auch praktiziert wird.

18. Einige differentialdiagnostische Probleme

Es wurde schon darauf hingewiesen, daß es manchmal nicht leicht ist, sich auf Grund der Anamnese ein klares Bild vom Unfallvorgang zu machen.

Stutzen sollte man bei jeder Diskrepanz zwischen Anamnese und Unfallergebnis. So kann z. B. *eine Gelenkschwellung, die mehrere Tage nach dem*

Unfall auftritt, nicht mehr als „Verstauchung" gedeutet werden. Verstauchungen kommen im Kindesalter sowieso kaum vor. Vielmehr handelt es sich mit größerer Wahrscheinlichkeit um das Begleitödem eine Osteomyelitis. Dieser diagnostische Irrtum kann für das Kind verhängnisvolle Folgen haben. Auch die Röntgenaufnahme kann nur eine Fraktur, nicht aber die Osteomyelitis ausschließen, da die Knochenveränderungen sich hier erst drei Wochen später manifestieren. Hinweise geben aber die Temperatur, die bei der Osteomyelitis immer erhöht ist, die lokale Hyperthermie und die Senkungsbeschleunigung.

Das Hinken eines Kindes wird sehr häufig aus dem Kausalbedürfnis heraus mit einem Unfall begründet. Wenn das Kind noch dazu über Schmerzen im Knie klagt, wird leicht eine „Knieprellung" diagnostiziert. Bei genauer Untersuchung findet man aber das Knie frei beweglich und ohne jeglichen pathologischen Befund. Dagegen ist die Beweglichkeit in der Hüfte eingeschränkt.

Differentialdiagnostisch kommen vor allem folgende Leiden in Frage: Die unspezifische (katarrhalische) Synovitis des Hüftgelenks. Sie ist gelegentlich auch epidemisch beobachtet worden und ätiologisch nicht sicher geklärt. Mikrotraumen und Kältereize (Baden) spielen beim Zustandekommen eine Rolle. Die Prognose ist trotz z. T. wochenlanger Dauer gut.

Bei Jungen von 5—10 Jahren finden wir als Ursache des Hinkens die Osteochondritis des Femurkopfes (Perthes'sche Erkrankung) mit den typischen röntgenologischen Veränderungen, im Alter von 10—15 Jahren ebenfalls meist bei Jungen die Epiphysenlösung des Femurkopfes.

Differentialdiagnostisch muß außerdem an eine Coxitis tuberculosa sowie an eine Blutung in das Gelenk bei erhöhter Blutungsbereitschaft (Leukämie, Hämophilie) gedacht werden.

Nur die sorgfältige Untersuchung zusammen mit den dazugehörigen Laborwerten und Röntgenbildern schützt vor einer Fehlbeurteilung. Stets sei man sich der Tatsache bewußt, daß das *Hinken bei Kindern in der Mehrzahl der Fälle nicht traumatisch* bedingt ist.

Eine weitere wichtige Differentialdiagnose ergibt sich aus dem Bild der *Hodenschwellung* nach angeblichem Trauma. In Wirklichkeit handelt es sich bei der einseitigen, akuten, schmerzhaften Hodenschwellung fast immer um eine Torsion des Samenstranges, welche bei Verkennung der Sachlage innerhalb von 24 Stunden zum Verlust des Hodens führen kann. Die Hodentorsion kommt vorwiegend im Pubertätsalter nach Turn- und Springübungen vor, aber auch schon bei Säuglingen. Eine rechtzeitige Diagnose und operative Versorgung innerhalb von 24 Stunden sind für den Verlauf entscheidend.

Die Erstmanifestation einer vorher latenten Epilepsie kann einen Unfall vortäuschen und als Commotio cerebri mißdeutet werden. Die Abgrenzung kann schwierig sein und ist nur mit Hilfe genauer anamnestischer Erhebungen und gegebenenfalls des EEG's möglich.

Eine therapieresistente, rezidivierende spastische Bronchitis ist verdächtig auf einen Bronchialfremdkörper (s. S. 40). Bei einem chronischen eitrigen Schnupfen muß man an einen Fremdkörper in der Nase denken.

Auf die Möglichkeit der bewußten Irreführung in der Anamnese sei hingewiesen in Fällen von Kindesmißhandlung (s. S. 41). Meist geben die Eltern bei einem Mißhandlungssyndrom an, das Kind sei aus dem Bett gefallen oder die Treppe herabgestürzt.

19. Schmerzbekämpfung

Die Schmerzäußerungen des Kindes sind von sehr verschiedenen Faktoren abhängig. Nur zum Teil sind sie Ausdruck des eigentlichen Wundschmerzes. So kann das Schreien bei einem Unfall Reaktion auf die bisher noch nicht erlebte Situation, aber auch Schreckreaktion, Angst vor Strafe oder Antwort auf unsicheres und angstvolles Verhalten der Erwachsenen sein. Der Frakturschmerz ist in den meisten Fällen ein Bewegungsschmerz.

Im Schock, in dem schwer verunglückte Kinder mit Schädel-Hirntraumen, ausgedehnten Quetschungen, Verbrennungen, Verätzungen und großen Blutungen oft vorgefunden werden, ist die Schmerzempfindung herabgesetzt. Hier sind Analgetica meist entbehrlich und wegen der gestörten Kreislaufverhältnisse intramuskulär gegeben auch wirkungslos.

Wir warnen vor einer routinemäßigen, ungezielten Verabreichung von schmerzstillenden Mitteln. Sie sind besonders da fehl am Platz, wo eine gewisse Schmerzempfindung wesentlich ist für die Diagnostik, zum Beispiel beim stumpfen Bauchtrauma. Die Injektion von Dolantin und Morphium kann überdies zu Erbrechen und damit während des Transportes ins Krankenhaus zu zusätzlichen Risiken führen (Aspiration).

Wir halten *Analgetica* für indiziert bei ausgedehnten Verbrennungen, Luxationen der großen Gelenke, bei Verdacht auf supracondyläre Humerusfraktur oder Oberschenkelfraktur, bei denen sie rectal oder intramuskulär bei intaktem Kreislauf intramuskulär gegeben werden können. Eine orale Verabreichung verbietet sich in allen Fällen, die aufgrund des Befundes für eine spätere Operation infrage kommen, und selbstverständlich bei allen bewußtseinsgestörten Kindern wegen der Gefahr der Aspiration.

Bei kurzfristigen schmerzhaften Manipulationen, wie zum Beispiel Schienung einer größeren Fraktur vor dem Transport, Entfernung von dicken Kleidungsstücken zur Untersuchung von Gliedmaßenfrakturen, Befreien eines verletzten Gliedes bei Einklemmungen, ist die intravenöse Verabreichung von 0,5 mg *Dolantin* pro kg Körpergewicht bewährt (Ampullen zu 2,0 ml = 100 mg). Sie genügt meistens auch für die Einrichtung von Luxationen.

Für diese Eingriffe kommen auch *intravenöse Kurznarkosen* infrage: mit N-alkylierten Barbituraten (wie Evipan-Natrium 5 mg/kg = 0,5 ml pro 10 kg langsam intravenös), wenn die Manipulation 5—10 min dauert und ein längerer Nachschlaf nicht störend ist (Klinikbedingungen); mit Thiobarbituraten (wie Inactin 5 mg/kg) bei Eingriffen von 3—5 min Dauer; mit einem Ultrakurznarcoticum (wie Epontol 10 mg/kg = 2,0 ml pro 10 kg in 20 sec intravenös) bei Eingriffen bis zu etwa 3 min Dauer, wobei der Wiedereintritt voller Reaktionsfähigkeit innerhalb von 10 min dieses Mittel besonders für die Sprechstunde geeignet erscheinen läßt.

In jüngster Zeit stehen uns neue schmerzausschaltende Mittel zur Verfügung, mit denen das Problem der Schmerzlinderung und Sedierung differenzierter angegangen werden kann. So wird zum Beispiel mit der neuen Substanz Ketamine (Ketanest), die intravenös und intramuskulär injiziert werden kann, eine tiefe Analgesie der Körperoberfläche erreicht, wobei Herz-, Kreislauf-, Atem- und Schluckmechanismus nicht beeinträchtigt werden. Für stationäre chirurgische Eingriffe von 15 bis 30 min Dauer, wie Verbrennungs-, Wund- und Frakturbehandlung, erscheint dieses Medikament im Kindesalter geeignet. Eine weitere neue analgetische Substanz ist Tilidin (Valoron), das peroral wie parenteral gleich stark wirksam ist.

Für die *Lokalanästhesie* haben sich Xylocain und Scandicain bewährt. Dem Scandicain wird eine leichte gefäßkontrahierende Wirkung nachgesagt, was für manche Eingriffe von Vorteil ist (Fremdkörpersuche). Die Dosierung für Xylocain und Scandicain beträgt 7 mg pro kg Körpergewicht. Bei der einprozentigen Lösung, die meist infrage kommt, wäre das 0,7 ml/kg. Höherprozentige Lösungen sollten nicht verwandt werden.

Die Technik der Lokalanästhesie unterscheidet sich nicht von der beim Erwachsenen.

20. Tetanusprophylaxe

Von jeder Verletzung kann eine Tetanusinfektion ausgehen, auch von Erfrierungen und Brandwunden. Gerade die sogenannten banalen Verletzungen, wie z. B. kleine Stichwunden, führen wegen der günstigen anaeroben Bedingungen gelegentlich zu Tetanusinfektionen. Da diese Minimalwunden meist nicht in die ärztliche Sprechstunde gelangen, ist jeder Arzt verpflichtet, die Bemühungen um eine möglichst vollständige Immunisierung der Bevölkerung zu unterstützen.

Zur Zeit gelten hierfür folgende Richtlinien: eine dreimalige subcutane oder intramusculäre Injektion von je 0,5 ml Adsorbat-Impfstoff nicht vor dem 4. Lebensmonat im Abstand von mindestens 4 Wochen, höchstens 12 Wochen. Durch die Kombination mit anderen Impfstoffen (Diphtherie, Keuchhusten, Masern, Poliomyelitis) wird der Impfschutz nicht beeinträchtigt. Empfohlen wird eine Wiederauffrischungsimpfung (Booster-Injection) nach 5—10 Jahren, womit ein lebenslänglicher Schutz gewährleistet ist.

Bei der Prophylaxe des Ungeimpften steht die sorgfältige Wundtoilette an erster Stelle. Bei Kindern wird sie allerdings nicht in der Form der Friedrich'schen Wundausschneidung, sondern mehr selektiv durchgeführt. Sehr wichtig ist gegebenenfalls die Entfernung von Fremdkörpern. Dazu wird bei Tetanusgefährdeten die Injektion von 250 E. menschlichem Tetanusimmunglobulin (Tetagam), sowie 0,5 ml Tetanol an verschiedenen Körperstellen empfohlen (Simultan-Impfung). Für einen vollen Impfschutz werden zwei weitere Tetanol-Injektionen im Abstand von 2 und 6 Wochen angeschlossen. Antibiotica sind zusätzlich nützlich. Sie müssen in der üblichen Dosierung über wenigstens 5 Tage gegeben werden.

Die Verabreichung von Antitetanusserum (A.T.S.) der verschiedenen Tierarten kann heute nicht mehr empfohlen werden. Die Bedenken richten sich sowohl gegen die sehr kurze Dauer des Schutzes (2 Wochen), welche bei Wiederholung der passiven Immunisierung noch verringert, als auch gegen die Allergisierung des Organismus. Diese hat bekanntlich zu schweren Zwischenfällen geführt.

Unzureichend ist der Impfschutz bei vereinzelten und verzettelten Injektionen mit Tetanol. In diesen Fällen wird bei Verletzungen eine Wiederauffrischungsimpfung und — im Falle einer Tetanusgefährdung — die zusätzliche Injektion von Tetagam empfohlen. Als Tetanusgefährdet gelten alle Wunden, die stark verschmutzt sind und spät zur Behandlung kommen. Besonders Kontakt mit Gartenerde, Dung, sowie Holzsplittereinschlüsse disponieren zur Infektion.

Es muß darauf hingewiesen werden, daß nicht nur die Gefahr einer unzureichenden Durchimmunisierung der Bevölkerung besteht, sondern in einzelnen Fällen auch die Möglichkeit einer Überimmunisierung mit entsprechenden allergischen Reaktionen. Die Eltern sollten in jedem Falle genau über Impfungen ihrer Kinder informiert werden. Wichtig ist die korrekte Führung von Impfpässen.

Die überstandene Tetanusinfektion hinterläßt keine Immunität.

21. Vergiftungen

Etwa 10 000 Kinder in der Bundesrepublik Deutschland erleiden zur Zeit jährlich eine Vergiftung. Die dreifache Zahl ergibt sich, wenn man alle Ingestionsunfälle hinzunimmt, bei denen zwar potentiell giftige Substanzen aufgenommen werden, es aber dann wegen Geringfügigkeit von Toxicität oder Menge doch nicht zu Vergiftungserscheinungen kommt. Über 100 vergiftete Kinder kommen jedes Jahr zu Tode; ein Drittel dieser Todesfälle geht zu Lasten krimineller und suizidaler Handlungen, während zwei Drittel Folgen akzidenteller, das heißt unbeabsichtigter Vergiftungsereignisse sind (Vergiftungsunfälle). Von 100 vergifteten Kindern stirbt eines, bei fünf bleiben Dauerschäden zurück, und zwar vorwiegend Störungen des oberen Magen-Darmtrakts und der Augen nach Verätzungen, seltener auch Leber- und Nierenschäden.

Die Frequenz der kindlichen Vergiftungsunfälle und der Todesfälle nimmt in allen industrialisierten Gesellschaften seit Jahren kontinuierlich zu.

21.1. Gefährdungsschwerpunkte

Bei der statistischen Untersuchung kindlicher Vergiftungsunfälle zeichnen sich Häufigkeits- und Gefährdungsschwerpunkte ab, die in ihrer Gesamtheit eine „Epidemiologie der Vergiftungen" ergeben. Die Kenntnis dieser epidemiologischen Gegebenheiten bildet nicht nur die Grundlage für wirksame Präventivmaßnahmen, sondern erleichtert dem Arzt auch die Beurteilung des Einzelfalles.

80% der kindlichen Vergiftungen fallen in das Vorschulalter. Der Gefährdungsgipfel liegt im 2. und 3. Lebensjahr. Jungen vergiften sich häufiger als Mädchen, sie stellen zwei Drittel aller Vergiftungskandidaten. Örtlicher Schwerpunkt von Giftunfällen innerhalb des Hauses ist die Küche (Haushaltsmittel), dann das Schlafzimmer (Arzneimittel). Der tageszeitliche Gipfel liegt zwischen 9 und 13 Uhr, ein zweiter zwischen 16 und 19 Uhr.

Häufigste Gifte sind technisch-ökonomische Substanzen — der Begriff ist weit gefaßt und subsumiert Haushaltsmittel, Kosmetika, Leuchtgas, Alkohol, Nikotin, Pflanzenschutz- und Schädlingsbekämpfungsmittel (ökonomische Vergiftungen) — und Medikamente (medikamentöse Vergiftungen). Nahrungsmittel-, Pflanzen- und Schlangenbißvergiftungen treten daneben zurück.

Schwere *ökonomische Vergiftungen* erfolgen z. B. durch:

1. Säuren, besonders Essigessenz und Salzsäure;
2. Fleckenmittel, besonders Benzin, Terpentin, Salmiakgeist, Tetrachlorkohlenstoff, Trichloräthylen, Trichloräthan;
3. Pflanzenschutz- und Schädlingsbekämpfungsmittel mit Thallium (z. B. Zelio-Giftkörner), mit chlorierten Kohlenwasserstoffen (z. B. DDT, Hexachlorcyclohexan), mit Phosphorsäureestern (z. B. E 605, Malathion), mit Paraquat (Gramoxon) u. a.;
4. Alkohol in alkoholischen Getränken, auch Cognacbohnen;
5. Nikotin durch Tabakessen und Rauchen;
6. Kohlenmonoxid (Motorauspuffgase und Leuchtgas).

Schwere *medikamentöse Vergiftungen* kommen vor durch:

1. Barbitursäurehaltige und barbitursäurefreie Schlafmittel;
2. Hustenmittel mit Codein oder anderen z. T. halbsynthetischen Morphinderivaten;
3. Analgetica und Antipyretica;
4. Psychopharmaca;
5. Digitalis-Präparate.

Pflanzenvergiftungen. Goldregen (Cytisus laburnum), Tollkirsche (Atropa belladonna), Nachtschatten, Fingerhut, Maiglöckchen, Liguster, Schierling, Herbstzeitlose, rohe grüne Bohnen, Giftpilze (Knollenblätterpilz, Lorchel, Fliegen- und Pantherpilz).

21.2. Kausale Soforttherapie

Die meisten kindlichen Vergiftungsunfälle durch orale Aufnahme giftiger oder potentiell giftiger Substanzen (Ingestionsunfälle) fallen nicht durch Krankheitssymptome auf, sondern dadurch, daß die Einnahme des Giftes beobachtet oder durch andere Umstände bemerkt wird. Die Erfolgsaussichten einer kausalen Behandlung, die in diesem frühen Stadium einsetzt, sind optimal. Das erste Ziel muß immer sein, das oral aufgenommene Gift vor oder unter Verhinderung der Resorption aus dem Magen-Darmtrakt zu entfernen. Dazu stehen uns vier Möglichkeiten zur Verfügung:

1. Auslösung von Erbrechen;
2. Magenspülung;
3. Giftadsorption durch Carbo medicinalis;
4. Passagebeschleunigung des adsorbierten Giftes durch Natriumsulfat.
Resorptionsverhinderung lipoidlöslicher Gifte durch Paraffinum liquidum.

Der Wirkungsgrad dieser Maßnahmen ist dabei fast immer eine reine Funktion der Zeit. Daraus ergibt sich in der Praxis folgendes Vorgehen: Wird der Arzt telefonisch von einem kindlichen Ingestionsunfall in Kenntnis gesetzt, so stelle er folgende fünf Fragen:

1. Was hat das Kind verschluckt?
2. Wieviel?
3. Wann?
4. Wie alt ist das Kind?
5. Zeigen sich Krankheitssymptome?

Liegt danach ein Ingestionsunfall mit einer giftigen oder nicht sicher indifferenten Substanz vor und ist eine Kinderklinik in erreichbarer Nähe, so sollte keine Zeit dadurch verloren werden, daß sich der Arzt das Kind erst noch bringen läßt oder es aufsucht. Er gebe vielmehr telefonisch folgende Anweisungen:
1. Dem Kind soll, sofern es nicht bewußtlos ist und keine Säuren oder Laugen getrunken hat, so viel Wasser wie möglich eingeflößt werden, am besten bis zum Erbrechen. Falls Wasser abgelehnt wird, kann auch Obst- oder Fruchtsaft gegeben werden. Das als Emeticum bei Erwachsenen gegebene Salzwasser wird von Kleinkindern nicht genommen.
2. Keine Milch geben, außer wenn Säuren oder Laugen getrunken wurden (Milch fördert die Resorption fettlöslicher Gifte!).
3. Kleinkinder sind quer über die Knie eines sitzenden Erwachsenen zu legen, so daß der Bauch komprimiert wird, Kopf und Gesicht nach unten; Finger oder Löffelstiel in den Rachen stecken, bis Erbrechen eintritt. Nur

bei Vergiftungen mit Säuren, Laugen, Benzin und waschaktiven Substanzen *kein* Erbrechen provozieren!

4. Reste der Giftsubstanz und die Verpackung mitnehmen und das Kind unverzüglich in die Kinderklinik bringen. Bei Bewußtlosigkeit Transport in Seitenlage!

> Die *drei Grundregeln* sind also: Erbrechen auslösen. Keine Milch geben. Keine Zeit verlieren!

Wird das Kind dem Arzt gebracht, so ist die Magenspülung durchzuführen, die klassische, bei richtiger Handhabung wirkungsvolle und ungefährliche Methode der Giftentleerung aus dem Magen.

Je früher die Magenspülung durchgeführt wird, um so besser ist der Effekt. Von der physiologischen Magenverweildauer her gesehen, die für flüssigen Mageninhalt bis zu 1—2 Std, für festen bis zu 5 Std beträgt, aber auch von Menge, Zusammensetzung und Acidität abhängt, kann man bis zu 6 Std nach der oralen Giftaufnahme mit der Effizienz der Magenspülung rechnen. Sie kann aber auch bis zu 24 Std post ingestionem wirksam sein, wenn zum Beispiel Parasympathicolytica (Atropin), Morphinderivate (Codein) oder Psychopharmaca die Magenmotilität hemmen.

Bei Laugen- und Säurenvergiftungen ist die Magenspülung wegen Perforationsgefahr kontraindiziert. Gröbere Speisereste (Pilzvergiftung!) und Mottenkugeln passieren den Magenschlauch nicht; in diesen Fällen muß Erbrechen ausgelöst werden.

In den USA wird zur Provokation von Erbrechen *Ipecacuanha-Sirup* verwendet (Rp. Extr. ipecacuanhae fluid. 9,0, Glycerini 10,0, Sirupi ad 100,0); nach oraler Zufuhr von 15—30 ml (1—2 Eßlöffel) kommt es innerhalb von 15—30 min durch Reizung der Magenschleimhaut zum Erbrechen. Unmittelbar nach der Gabe des Ipecac-Sirups wird reichlich Flüssigkeit (Wasser, gesüßter Tee, Fruchtsaft) zugeführt, Aktivkohle dagegen erst, wenn das Erbrechen erfolgt ist, da Kohle die Ipecacuanha-Wirkung hemmt.

Apomorphin gibt man Säuglingen und Kleinkindern wegen der Möglichkeit toxischer Hirnstammwirkung besser nicht; bei Schulkindern führt die intramuskuläre Injektion von 5 mg nach einigen Minuten zum Erfolg. Die kombinierte Gabe von Apomorphin und Effortil, 0,5—1,0 ml intramuskulär in der Mischspritze, ist zu empfehlen.

Durchführung der Magenspülung:

1. Das Kind ist bei der Magenspülung zur Vermeidung einer Aspiration in Seiten-, Bauch- oder leichte Kopftieflage zu bringen. Bei Kindern — auch ohne Bewußtseinsverlust — ist die Aspirationsgefahr immer größer als bei Erwachsenen.

2. Der Magenschlauch soll aus weichem Gummi oder Kunststoff (z. B. von der Firma Baxter, 28 Charrière) bestehen, genügend weit (innen 7 bis

8 mm, außen 10—11 mm Durchmesser) und unten mit mehreren seitlichen Löchern versehen sein. Beim Einführen des Magenschlauches kann Erbrechen auftreten, was wünschenswert ist.

3. Spülung mit 3—5 Litern angewärmten klaren Wassers, das in Einzelportionen von ca. ¼ Liter in den Plastiktrichter gegeben, durch Heben des Trichters in den Magen instilliert und durch Senken und Abfließenlassen wieder entfernt wird.

4. Zum Schluß gibt man zwei Eßlöffel Kohle oder 20 Kohlekompretten als Adsorbens und einen Eßlöffel Natriumsulfat (Glaubersalz) als Laxans durch die Sonde in den Magen. Dann wird der Schlauch abgeknickt oder abgedrückt und ruckartig herausgezogen, damit kein Brechreiz erzeugt und Ausfließen von Schlauchinhalt in die Trachea vermieden wird.

Grundsätzlich gilt also:

1. Kohle, *nicht* Milch, ist das universale Adsorbens und bei jedem Ingestionsunfall anzuwenden.

2. Milch ist nur bei Ätzgiften, das heißt Säuren, Laugen und Schwermetallsalzen (Sublimat, Silbernitrat, Kupfervitriol), angebracht; bei einer Vielzahl lipoidlöslicher Gifte, etwa E 605, DDT, Benzin, Benzol, Tetrachlorkohlenstoff u. a. wirkt sie resorptionsfördernd, ist also kontraindiziert!

3. Das optimale Laxans bei Ingestionsunfällen ist Natriumsulfat (Glaubersalz). Magnesiumsulfat (Bittersalz) ist wegen resorptiver Vergiftungsgefahr und Rizinusöl wegen seiner resorptionsfördernden Wirkung bei lipoidlöslichen Giften ungeeignet. Dagegen ist Paraffinum liquidum gerade bei lipoidlöslichen Giften erlaubt; sein laxierender Effekt ist zwar geringer, dafür bindet es aber speziell die fettlöslichen Stoffe und entzieht sie der Resorption (Dosierung 3 ml pro kg Körpergewicht).

4. Man lasse sich durch die oft aufregende Situation bei einem Vergiftungsunfall nicht zu planloser Polypragmasie und sinnloser „Überbehandlung" mit Antidoten oder anderen Mitteln verführen. Vor allem ist es immer besser, nichts zu tun, als etwas Falsches (Grundsatz des Nil nocere).

5. Jede Vergiftung sollte nach Durchführung der Sofortmaßnahmen außerhalb der Klinik (Erste Hilfe), wenn eben möglich, klinischer Behandlung zugeführt werden (Zweite Hilfe).

21.3. Symptomatische Soforttherapie

Wird ein Kind mit bedrohlichen Vergiftungserscheinungen vorgefunden, so muß man, auch bei unklarer Ätiologie, symptomatisch behandeln. Symptomatische Vergiftungstherapie, früher nicht viel mehr als eine meist resignierende Anwendung dieses oder jenes Analepticums, bedeutet heute ein aktives und entscheidendes Vorgehen, bei dem mit klar indizierten Maßnahmen lebensbedrohende Störungen vorwiegend von seiten des Kreislaufs, der Atmung und des Zentralnervensystems behoben oder verhindert werden (Elementarhilfe, unspezifische Therapie).

Bevor man mit diesen Maßnahmen im Hause des Patienten beginnt, veranlasse man. daß der Krankenwagen bestellt wird. Nachher informiere man telefonisch die Klinik, daß der Patient nach dort unterwegs ist und welche Therapie man bereits durchgeführt hat. Diese telefonische Voranmeldung jedes vergifteten Kindes ermöglicht der Klinik und dem Klinikarzt technische und gedankliche Vorbereitungen, die eine rasche und gezielte Weiterbehandlung des vergifteten Kindes wesentlich erleichtern.

1. *Schock:* Maßnahmen s. Kapitel „Kreislaufhilfe und Schockbehandlung", s. S. 8.

2. *Apnoe im Coma:* Maßnahmen siehe Kapitel „Lagerung" und „Atemhilfe", s. S. 4 u. 6.

3. *Herzstillstand:* Maßnahmen siehe Kapitel „Akuter Herzstillstand", s. S. 9.

4. *Schmerzen:* Maßnahmen siehe Kapitel „Schmerzbekämpfung", s. S. 51.

5. *Krämpfe:* Man injiziere Luminal (0,5—1,0 ml intramuskulär) oder Somnifen (1—2 ml intramuskulär oder intravenös). Auch Chloralhydrat wirkt gut und ist für die Ambulanz in Rektiolenform verfügbar (1—3 Rektiolen zu 0,6 g rectal).

21.4. Antidote

Im folgenden sind die wichtigsten uns heute zur Verfügung stehenden spezifischen Gegengifte mit ihrem Wirkungsprinzip aufgeführt, auch wenn nur einige von ihnen für die ärztliche Ersthilfe am Unfallort von Bedeutung sind. Ein Überblick auch über die Mittel, die in der Klinik angewendet werden können, erleichtert aber dem Erstbehandelnden die Beurteilung der therapeutischen Möglichkeiten, die in einem Vergiftungsfall überhaupt gegeben sind. Was der praktische Arzt zur Behandlung akut Vergifteter selbst zur Verfügung haben sollte, ist auf S. 61 angegeben.

Antidote sind Mittel, die ein Gift entweder durch physikalisch-chemische Reaktionen mit diesem unwirksam machen oder seine Wirkung pharmakologisch durch Gegenwirkungen aufheben. Ein besonderes Antidot-Prinzip ist der sogenannte kompetitive Antagonismus, wobei das Gift an den Zellen, an denen es angreift, vom Gegengift verdrängt wird; dieses selbst entfaltet keine pharmakologischen Wirkungen, blockiert aber die Zellreceptoren für die Aufnahme des Giftes. Solche Antidote sind in der chemischen Struktur den entsprechenden Giften ähnlich.

1. Schwermetall- und Metalloid-Antidote:

In der pädiatrischen Toxikologie, in der die gewerblichen (Blei, Quecksilber, Chrom, Arsen) und suicidalen (Sublimat) Metall- und Halbmetallvergiftungen praktisch nicht vorkommen, sind die entsprechenden Antidote in erster Linie für die kindlichen Ingestionsunfälle mit thalliumhaltigem Ratten- und Mäusegift und Eisentabletten von Bedeutung.

Die resorptive Giftwirkung der Schwermetalle beruht unter anderem auf der Blockierung lebenswichtiger SH-Gruppen im Zellfermentgefüge, wodurch der Zellstoffwechsel zum Erliegen kommt. Das Wirkungsprinzip einer Gruppe der Schwermetall-Antidote besteht in der Bereitstellung solcher Sulfhydrylgruppen, die die toxischen Substanzen abfangen oder sie aus der bereits eingegangenen Zelleiweißbindung lösen, um mit ihnen ungiftige und ausscheidungsfähige Sulfide zu bilden.

a) *Dimercaprol* (Sulfactin), das in England entwickelte und dort als BAL (British Anti-Lewisite) im Handel befindliche Mittel, bildet aufgrund seiner zwei SH-Gruppen stabile Verbindungen mit Schwermetallen, die dadurch entgiftet und ausgeschieden werden. Es ist wirksam bei akuten Vergiftungen mit Arsen, Quecksilber, Wismut und anderen; seine Domäne ist die Arsenvergiftung. Kontraindiziert bei Blei-, Eisen- und Thalliumvergiftungen sowie bei Vergiftungen mit organischen Quecksilberverbindungen, da es das Eindringen von Quecksilber in die Nervenzelle begünstigen kann. Dimercaprol appliziert man am 1. und 2. Tag vierstündlich mit 2,5—3,0 mg/kg Körpergewicht tief intraglutäal, danach eine Woche lang die gleiche Einzeldosis 2—3mal täglich.

Als Nebenerscheinung kann es bei Kindern nach der Injektion zu einige Stunden anhaltender Temperatursteigerung kommen, bei Überschreitung der angegebenen Dosen zu Übelkeit, Erbrechen, Kopf-, Zahn- und Muskelschmerzen, Hautbrennen, vermehrtem Speichel- und Tränenfluß und Blutdrucksteigerung.

b) *Homocystein-thiolacton* (Reducdyn) ist ebenfalls eine organische Sulfhydryl-Verbindung, deren SH-Gruppen Schwermetallionen binden und entgiften. Das Antidot liegt in Ampullen zu 10 ml vor. Man spritzt 5 (bis 10) ml langsam intravenös ein- bis zweimal täglich eine Woche lang.

c) *Natrium thiosulfuricum* (S-hydril), als zehnprozentige Lösung in Ampullen zu 10 ml, entgiftet Schwermetalle und Metalloide, insbesondere Thallium und Quecksilber. Man injiziert am ersten Tag intravenös 1—5—10 ml alle 6 Std. Außerdem Antidot bei Blausäurevergiftung.

d) *Calcium-Dinatrium-EDTA* (Calcium Vitis) ist ein Komplexbildner, der sein Calcium abgibt und mit den toxischen Metallionen zahlreicher Schwermetalle ungiftige, nierengängige Chelate bildet. Die Domäne des Mittels ist die Bleivergiftung. Da bei höheren Dosen die Gefahr toxischer Nierenschädigung nicht ausgeschlossen ist, gebe man nicht mehr als 20 mg/kg Körpergewicht und Tag in einer Konzentration von 0,2% als intravenöse Dauertropfinfusion. Dosierung: 0,1 ml/kg Körpergewicht und Tag Calcium Vitis in 10 ml/kg Körpergewicht einer 5%igen Traubenzuckerlösung 3 Tage lang. Wenn Proteinurie auftritt, sofort absetzen!

e) *D-Penicillamin* (Metalcaptase) ist Dimethylcystein; es wirkt als Chelatbildner und ist bei Vergiftungen mit Quecksilber und Blei indiziert. Dosierung: Bei akuter Vergiftung 1 g (in 10 ml) i. v.; bei chronischer Vergiftung nach initialer Calcium-Dinatrium-EDTA-Gabe täglich 0,9—1,8 g per os 10 Tage lang.

f) *Desferrioxamin* (Desferal) ist ebenfalls ein Komplexbildner, der dreiwertiges Eisen bindet und nierengängig macht. Bei akuten Eisenvergiftungen gibt man durch den Magenschlauch 5 g und gleichzeitig parenteral 0,5 bis 2,0 g Desferal.

2. Antidote gegen Schlafmittel und Opiate:

a) *Bemegrid* (Eukraton) ist ein starkes Analepticum, das die narkotisierende Wirkung barbitursäurehaltiger und anderer Schlafmittel — nicht jedoch der Opiate — weitgehend funktionell aufzuheben vermag. Es sollte nur bei schweren Schlafmittelvergiftungen mit Atemdepression und fehlendem Corneal- und Rachenreflex gegeben werden, da es bei leichteren Fällen — gute Atmung, vorhandene Reflexe — infolge relativer Überdosierung krampfauslösend wirken kann. Somnolenz oder der Zustand einer nicht zu tiefen Narkose erfordern keine Bemegrid-Therapie.

Dosierung: 1 mg/kg Körpergewicht langsam intravenös. Die Dosis kann alle 5—10 min wiederholt werden, bis der Muskeltonus zurückkehrt und Corneal- und Rachenreflex auslösbar werden und bleiben.

b) *Levallorphan* (Lorfan), das 3-Hydroxy-N-allylmorphinan, ist ein dem Morphin strukturell verwandtes, funktionell aber antagonistisch wirkendes spezifisches Antidot, dessen Wirkmechanismus man sich als kompetitiven Antagonismus in Form einer Verdrängung des Giftes durch das Gegengift an den Zellreceptoren der Ganglienzellen des Zentralnervensystems vorstellt. Es wirkt bei Vergiftungen mit Morphin, Morphinderivaten und morphinähnlich wirkenden Stoffen (Codein, Dolantin, Polamidon, Dromoran und Ticarda). Es stehen Ampullen zu 5 ml = 5 mg zur Verfügung. Kinder erhalten 0,5—1,0 mg intravenös oder intramuskulär; Neugeborene von Müttern, die eine Überdosis von Morphin erhielten, bekommen durch die Nabelvene oder intramuskulär 0,1—0,5 mg. Die sofort einsetzende Wirkung klingt nach 15—30 min ab und muß wiederholt werden, wenn die Atemdepression anhält.

3. Antidote gegen Phosphorsäure-Insektizide:

Die Giftwirkung der Alkylphosphate (zum Beispiel E 605) beruht auf der Blockierung der Cholinesterase. Das Vergiftungsbild entspricht der Übererregung des parasympathischen Nervensystems durch das angehäufte Acetylcholin. Als Antidote gegen diese hochtoxischen Substanzen wirken anticholinergische und esterasereaktivierende Substanzen.

a) *Atropin* ist bei der Alkylphosphatvergiftung das wichtigste Antidot, das als Atropinsulfat sofort in überhoher Dosis intravenös oder intramuskulär bis zum Auftreten einer Mydriasis injiziert werden muß, und zwar durch den erstbehandelnden Arzt. Die Dosierung darf 0,5—1—3 mg — das Fünffache der sonst üblichen Dosis — betragen und muß unter Umständen alle 15 min wiederholt werden, wenn die Pupillen wieder eng werden. In den folgenden Tagen genügen nach eingetretener Besserung subcutane Injektionen oder perorale Applikation vier- bis sechsmal pro Tag in üblicher Dosis.

b) *Oxime* (PAM, Toxogonin) sind esterasereaktivierende Substanzen, deren Effekt und Anwendung nicht so unproblematisch sind, wie ursprünglich angenommen; es sind paradoxe Wirkungen und Leberschäden beschrieben worden. Für die Praxis kann daher nur die hochdosierte Atropinbehandlung empfohlen werden.

4. Antidote gegen Blutgifte:

a) *Thionin* (Katalysin, 0,2%ige Lösung, Dosierung 5 ml i. v.) ist das optimale Antidot bei Giften, die zur Bildung von Hämiglobin (Methämoglobin) führen, also bei Vergiftungen durch Nitro- (Nitrate, Nitrite) und Amidoverbindungen (Anilin, Phenacetin). Es besitzt ein Redoxpotential, das den Anstoß zu einer enzymatischen Kette gibt, in deren Verlauf das dreiwertige Eisen des Hämiglobins zum atmungsfähigen zweiwertigen Eisen des Hämoglobins reduziert wird.

b) Im gleichen Sinne wie Thionin wirken *Toluidinblau* (4%ige Lösung, Dosierung 10 mg/kg = 0,25 ml/kg i. v.), *Methylenblau* (0,1%ige Lösung, Dosierung 1—2 mg/kg = 1,0—2,0 ml/kg i. v.) und *Ascorbinsäure* (0,5 bis 1,0 g i. v.).

c) *Natriumthiosulfat* (Natrium thiosulfuricum, S-hydril, s. S. 59) entgiftet bei Blausäurevergiftungen das Cyanwasserstoffion; Dosierung: 10 bis 50 ml der 10%igen Lösung i. v. Weitere Blausäure-Antidote sind *Kobaltchelate* (Kobalt-EDTA = Kelocyanor; Kobalthistidin) und *p-Dimethylaminophenol*, das Hämoglobin zu Methämoglobin oxydiert; dieses bindet dann das Cyanwasserstoffion und entzieht es so seiner blockierenden Wirkung auf das Atmungsferment.

21.5. Klinische Behandlungsmethoden

An klinischen Behandlungsmethoden bei schweren Vergiftungen seien erwähnt die Regulierung des Wasser-, Kalorien-, Elektrolyt- und Säurebasenhaushaltes durch intravenöse Dauertropfinfusion, die forcierte Diurese, die Leberschutztherapie mit Glucose, die Austauschtransfusion, Peritonealdialyse und extracorporale Hämodialyse zur Elimination von Giften aus der Blutbahn und die apparative Beatmung.

21.6. Entgiftungsausrüstung des praktischen Arztes

Folgende Mittel sollte der praktizierende Arzt zur Behandlung vergifteter Kinder und Erwachsener zur Verfügung haben:

a) in der Arzttasche (eventuell im Unfallkoffer):

Carbo medicinalis. 50 Compretten zu 0,25 g (MBK). 30—50, Kinder 20 St. auf 1 Glas Wasser. Universales Adsorbens.

Ipecacuanha-Sirup. 100,0 ml (Rp. Ipecacuanha Fluidextrakt 9,0 ml, Glycerin 10,0 ml, Zuckersirup ad 100,0 ml). Kinder bis zu 2 Jahren 1 Eßlöffel, ältere 2 Eßlöffel oral, danach 1 Tasse Wasser, Tee oder Saft. Brechmittel.

Apomorphinum hydrochloricum. 2 Ampullen zu 0,01 g in 1 ml (Woelm). Schulkinder 0,005 g i. m. (Erwachsene 0,01 g). Nicht in den ersten 5 Lebensjahren. Brechmittel.

Natrium sulfuricum. 30,0 g Substanz (DAB). Kinder und Erwachsene 1 Eßlöffel Substanz auf 1 Glas Wasser oral oder durch den Magenschlauch. Abführmittel.

Atropinum sulfuricum. 5 Ampullen zu 0,001 g in 1 ml (Woelm). Kinder 0,1—0,5 mg i. v. oder i. m. (Erwachsene 1 mg i. v.). Parasympathicolyticum bei E 605, Schlafmitteln (Sekretfluthemmung) und Muscarin-Syndrom durch Fliegen- oder Pantherpilz.

Prostigmin. 1 Ampulle zu 0,0005 g (Roche). Kinder ¹/₂ Ampulle i. m. (Erwachsene 1 Ampulle). Atropinvergiftung, Curareantagonist.

Ascorbinsäure. 2 Ampullen fortiss. zu 1,0 g in 5 ml. 1 Ampulle i. v. Bei Methämoglobinämien, Nitrat-, Phenacetin- und Anilinvergiftung.

Katalysin. 1 Ampulle zu 5 ml (Henning). Kinder 5 ml i. v. oder i. m. (Erwachsene 10 ml). Bei Methämoglobinämien.

Lorfan. 1 Ampulle zu 0,005 g in 5 ml (Roche). Kinder 0,5—1,0 mg i. v. oder i. m. Neugeborene 0,1—0,5 mg per Nabelvene oder i. m. (Erwachsene 2 mg). Spezifisch bei Vergiftungen mit Morphin und Morphinderivaten.

Sulfactin (BAL). 1 Ampulle zu 0,1 g in 2 ml (Homburg). Kinder ¹/₂ Ampulle i. m. (Erwachsene 1 Ampulle). Schwermetallvergiftungen außer Blei und Eisen.

Calcium gluconicum. 1 Ampulle 10%ig zu 10 ml (Sandoz) i. v. oder i. m. Bei Insektenstichen, Schlangenbissen, Natriumhexametaphosphat-, Oxalat- und Fluoratvergiftungen.

Cardiazol. 2 Ampullen zu 0,5 g in 5 ml (Knoll). Erwachsene 1—2 Ampullen langsam i. v. Analepticum bei Schlafmittel- und Alkoholintoxikationen Erwachsener.

Micoren. 2 Ampullen zu 0,225 g in 1,5 ml (Geigy). Kinder ¹/₂ Ampulle i. v. oder i. m. Atemanalepticum.

Ferner *Anticonvulsiva* (Luminal 0,5—1,0 ml i. m., Somnifen 0,5—2,0 ml i. v. oder Valium 0,5%ige Lösung 0,4—4,0 ml i. v.), *Analgetica* (Allional- oder Novalgin-Kinderzäpfchen, Dolantin, Kleinkinder 0,1—0,5 ml i. m., Schulkinder 0,5—1,5 ml i. m.), *Antibiotica* und *Glucocorticoide.*

b) in jedem Haushalt stehen zur Verfügung:

Kochsalz. 1 Eßlöffel auf 1 Glas Wasser als Brechmittel bei Erwachsenen und Schulkindern. Kleinkinder lehnen Salzlösungen ab.

Fruchtsaft. Verdünnt zur Unterstützung des Brechaktes bei Kindern.

Speiseessig. 2—4 Eßlöffel auf 1 Glas Wasser (1—2%ige Essigsäurelösung). Zur Laugenneutralisation. Auch Zitronensaft.

Milch. Auch Magermilchpulver, Molico. Oral bei Ätzgiften.

c) Geräte zur Atem- und Kreislaufhilfe befinden sich im Unfallkoffer des Arzt-Pkw.

d) in der Praxis

Geräte zur Giftentfernung. 2 Magenschläuche, für Kinder Außendurchmesser 10 mm, für Erwachsene 18 mm, Plastiktrichter, Gummikeil, Klistierspritze, Irrigator.

Geräte zur Atemhilfe. Kornzange, Beatmungsbeutel, Rachentubus, Orosauger (Dräger).

Paraffinum liquidum. 150,0 ml (DAB). Kinder 3—5 Eßlöffel, Erwachsene 150 ml. Bei fettlöslichen Giften als Adsorbens und Laxans.
Magnesia usta. 50,0 g (DAB). 2—4 Teelöffel in etwas Wasser oral. Zur Säurenneutralisation.
S-hydril. Ampulle zu 10 ml (Laves). Kinder 10—20 ml i. v., Erwachsene 10—50 ml. Bei Schwermetall- und Blausäurevergiftungen.

Nachschlagewerke.
BRAUN, W., DÖNHARDT, A.: Vergiftungsregister. Stuttgart: Thieme 1970.
BRUGSCH, H., KLIMMER, O. R.: Vergiftungen im Kindesalter. 2. Aufl. Stuttgart: Enke 1966.
LUDEWIG, R., LOHS, K.: Akute Vergiftungen. 3. Aufl. Stuttgart: Fischer 1971.
MOESCHLIN, S.: Klinik und Therapie der Vergiftungen. 4. Aufl. Stuttgart: Thieme 1964.

21.7. Symptomatologie und Therapie spezieller Vergiftungen

Der folgende Katalog der Gifte und Vergiftungen kann nicht annähernd die Fülle der ständig zunehmenden toxischen oder potentiell toxischen Substanzen erfassen, mit denen Ingestionsunfälle bei Kindern erfolgen können. Hier sind lediglich einige wichtige und häufiger vorkommende Giftstoffe aufgeführt. Von den medizinalen Intoxikationen sind nur diejenigen berücksichtigt, die durch versehentliche Einnahme größerer Mengen zustande kommen, nicht also die eigentlichen Arzneimittelnebenwirkungen.

Eine umfangreiche Katalogisierung toxischer Haushalts- und Laborchemikalien sowie von Arzneimitteln steht in dem Taschenbuch „Vergiftungsregister" von BRAUN und DÖNHARDT zur Verfügung. Die Pflanzenschutz- und Schädlingsbekämpfungsmittel, von denen wir nur einige der wichtigsten aufführen können, sind in der Broschüre „Pflanzenschutz- und Schädlingsbekämpfungsmittel" von KLIMMER weitgehend erfaßt.

Ferner besteht die Möglichkeit, bei einem Vergiftungsfall telefonische Auskunft in einem der offiziellen Informationszentren für Vergiftungsfälle einzuholen (s. S. 77). Diese Zentren sind unter anderem mit einer seit 1964 vom Bundesgesundheitsamt erstellten und fortlaufend ergänzten Informationskartei ausgestattet, die einen großen Teil toxikologisch relevanter Handelsprodukte erfaßt.

Alkohol

a) Äthylalkohol

Vergiftungsmöglichkeiten: Genuß von alkoholischen Getränken und Weinbrandbohnen. Alkoholumschläge können bei Säuglingen zur perkutanen Giftaufnahme führen.
Symptomatologie: Niedrige Alkoholtoleranz des Kindes! Innerhalb einer Stunde bei verkürztem Exzitationsstadium Koma mit gerötetem, lividgetöntem Gesicht, Areflexie, irregulärer Atmung, weichem und beschleunig-

tem Puls. Eventuell tonisch-klonische Krämpfe. Hypoglykämischer Schock. Tod durch Atemlähmung.
Therapie: Magenspülung. Analeptica (Micoren, Cardiazol). Infusion von 40—250 ml 40%oiger Traubenzuckerlösung. Antibiotica zur Pneumonieprophylaxe. Wärmezufuhr. Sauerstoff. Prognose: ernst.

b) Methylalkohol

Vergiftungsmöglichkeiten: Ingestion von Farben, Lacken, flüssigem Heizgas.
Symptomatologie: Verzögerte Giftwirkung, Latenz bis 24 Std nach Giftaufnahme. Erbrechen, Bauchschmerzen, Excitation, livide Gesichtsverfärbung, Sehstörungen, Coma, weite Pupillenstarre, Acidose, Kußmaulsche Atmung, Krämpfe, Atemlähmung.
Therapie: Magenspülung bis 48 Std nach Giftaufnahme! Alkalisierungstherapie (stündlich 2 Teelöffel Natriumbicarbonat per os, THAM). Zur Substratkonkurrenz Zufuhr von 200 ml 2%oigen Äthylalkohols per os oder durch Magenschlauch und weiter als i. v. Dauertropfinfusion mit 5%oiger Glucoselösung. Bei drohender Atemlähmung Micoren und künstliche Atmung. Prognose ernst, Letalität hoch.

Anilin

Vergiftungsmöglichkeiten: Anilinfarben in Wäschetinte, Schuhcreme, Tintenstift und Farbstiften werden percutan oder peroral resorbiert.
Symptomatologie: Schwindel, Dyspnoe, Cyanose, Coma, Atemlähmung, Methämoglobinämie, Methämoglobinurie, Heinzsche Innenkörper und Anämie als Spätsymptome.
Therapie: Bei percutaner Giftaufnahme Haut mit Wasser und Seife reinigen. Bei peroraler Giftaufnahme Magenspülung, Paraffinum liquidum, Carbo medicinalis. Katalysin i. v. Eventuell Austauschtransfusion, Kreislauf- und Atemhilfe. Cave Milch oder Rizinusöl! Prognose: Günstig.

Atropin

Vergiftungsmöglichkeiten: Überdosierung von Atropin-Präparaten, Ingestion von Tollkirsche, Stechapfel, Bilsenkraut.
Symptomatologie: Hautrötung, trockene Schleimhäute, weite Pupillen, Hyperpyrexie, Tachypnoe, Tachycardie, motorische und psychische Erregung (Atropinrausch), Delirien, aufgetriebener Leib, Krämpfe, Cyanose, Coma.
Therapie: Magenspülung mit Kohle; Sonde einfetten! Prostigmin 0,2 bis 0,5 mg s. c. Bei Excitation Chloralhydrat oder Luminal. Im Coma Analeptica (Micoren, Cardiazol) und Atemhilfe.

Barbiturate

Vergiftungsmöglichkeiten: Ingestion von Schlaf- und Beruhigungsmitteln in Überdosis.
Symptomatologie: Somnolenz, Sopor, Coma, Areflexie. Oberflächliche, erst verlangsamte, dann beschleunigte Atmung. Cyanose, Kreislaufkollaps, Atemlähmung, eventuell Lungenödem, Aspirationspneumonie.

Therapie: Magenspülung. Kohle. Kopftieflagerung (ca. 10°). Rachen und eventuell Bronchien absaugen. Atropin 0,2—0,5 mg s. c. zur Sekretfluteindämmung. Sauerstoffzufuhr. Dauertropfinfusion mit Natriumbicarbonat als alkalisierende Diuresetherapie. Wärmezufuhr. Antibiotica zur Pneumonieprophylaxe. Bei fehlendem Cornealreflex Eukraton i. v., assistierte Beatmung, Bronchialtoilette, Blasenkatheter.

Benzin

Vergiftungsmöglichkeiten: Trinken von Motortreibstoff oder Waschbenzin. Auch percutane und inhalatorische Resorption („Benzinschnüffler").

Symptomatologie: Schwindel, Kopfschmerz, Rausch, Erbrechen, Excitation. Gastritis. Aspirationspneumoniegefahr. In schweren Fällen: Cyanose, Coma, Krämpfe, Atemlähmung.

Therapie: Magenspülung mit besonders sorgfältiger Aspirationsprophylaxe wegen der Gefahr hämorrhagischer Pneumonie. Paraffinöl. Micoren. Sauerstoff. Antibiotica zur Pneumonieprophylaxe. Keine Milch! Keine Kreislaufmittel der Adrenalin-Ephetoninreihe!

Benzol

Vergiftungsmöglichkeiten: In Lacken, Farben, Reinigungsmitteln. Ingestion und percutane Resorption.

Symptomatologie: Nausea, Kopfschmerz, Erbrechen. Bewußtlosigkeit, Krämpfe, Atemlähmung. Bei chronischer Exposition Knochenmarksschädigung.

Therapie: Siehe Benzin.

Blausäure

Vergiftungsmöglichkeiten: Ingestion von Bittermandeln und Obstkernen.

Symptomatologie: Schwindel, Kopfschmerz, Angstgefühl, Mydriasis, Dyspnoe, dabei rosiges Aussehen. Bittermandelgeruch der Ausatmungsluft. Bei höheren Dosen Ictus mit Krämpfen, blutigem Schaum vor dem Mund und rascher Atemlähmung.

Therapie: Sofort Natriumthiosulfat (S-hydril) 10—50—100 ml i. v. injizieren; bei schweren Cyanidvergiftungen mit Bewußtlosigkeit und Krämpfen zuerst Kobalt-EDTA (Kelocyanor, 1—2 Ampullen = 20—40 ml i. v.), dann Natriumthiosulfat. Eventuell p-Dimethylaminophenol als Methämoglobinbildner i. v. Sauerstoffüberdruckbeatmung. Magenspülung mit 0,1%iger Kaliumpermanganatlösung (rosafarben).

Blei

Vergiftungsmöglichkeiten: Ingestion von Bleifarben wie Mennige (Eisenrostschutzmittel) und Bleiweiß (Bleikarbonat). Trinkwasser aus Bleirohren. Bleifiguren. Bleihaltige Zinngefäße. Bleitetraäthyl aus Bleibenzin wird percutan und inhalatorisch resorbiert.

Symptomatologie: Inappetenz, fahle, subicterische Blässe (Bleicolorit), Unruhe, Kopfschmerzen, Nabelkoliken, Erbrechen, Neuritis, Lähmung motorischer Nerven. Krämpfe (Bleiepilepsie). Bleisaum am Zahnfleisch bei Kindern selten. Proteinurie, Glykosurie. Porphyrinurie bei Kindern selten. Hypochrome Anämie, Polychromasie und basophile Granulation der Erythrocyten bei Kindern selten. Radiologisch quere Verdichtungslinien in den Metaphysen der Röhrenknochen. Bleitetraäthylintoxikation macht akut delirant-psychotische Krankheitserscheinungen.

Therapie: Nach akuter Ingestion Magenspülung, Kohle und Natriumsulfat in den Magen instillieren. Daran anschließend und bei chronischer Intoxikation Calcium Vitis-Dauertropfinfusion zur Entgiftung und Ausscheidung des Bleis (s. S. 59). Natrium citricum bis 4mal täglich 5 g per os, 1—2 Monate lang. Sedativa, Laxantien, Vitamin D- und B-Komplex.

Chinin

Vergiftungsmöglichkeiten: Ingestion von Chinintabletten in Überdosis.
Symptomatologie: Erbrechen, Excitation (Chininrausch), Seh- und Hörstörungen. Kollaps, Cyanose, Coma, Krämpfe.
Therapie: Magenspülung. Kohle. Natriumsulfat als Laxans. Analeptica (Cardiazol, Micoren). Prednisolon. Flüssigkeitszufuhr. Sauerstoff.
DDT siehe Pflanzenschutzmittel S. 69.

Detergentien

Vergiftungsmöglichkeiten: Ingestion von tensidhaltigen Wasch- und Reinigungsmitteln.
Symptomatologie: Schleimhautreizung, Erbrechen, Durchfall.
Therapie: Antischaummittel (Sab simplex). Kohle.
E 605 siehe Pflanzenschutzmittel S. 69.

Eisen

Vergiftungsmöglichkeiten: Ingestionsunfälle mit Eisenpräparaten. Alle Eisensalze sind in Überdosis giftig, am stärksten das Ferrosulfat.
Symptomatologie: Hämorrhagische Gastroenteritis mit Erbrechen innerhalb von 10—60 min nach der Ingestion, eventuell mit Blut, Leibschmerzen, Durchfall. Kreislaufkollaps mit weichem, beschleunigtem Puls, Blässe, Cyanose. Coma, zentrale Atemlähmung. Sekundäre Pneumonie nach 1—3 Tagen. Als Restschaden ist Lebercirrhose möglich.
Therapie: Milch trinken lassen, Erbrechen auslösen. Magenspülung mit Desferal, 5%oiger Natriumbicarbonatlösung und Tierkohle, dann 5 g Desferal instillieren. 0,5—2,0 g Desferal i. v. oder i. m. Stündlich 3 g Natriumbicarbonat per os. Schockbehandlung. Leberschutztherapie mit Lävulose. Jeden Ingestionsunfall mit Eisenpräparaten 48 Std sorgfältig beobachten!

Glutethimid (Doriden)

Vergiftungsmöglichkeiten: Ingestion von Überdosen des barbituratfreien Schlafmittels Doriden.
Symptomatologie und Therapie: Wie Barbituratvergiftung s. S. 64.

Goldregen (Cytisin)

Vergiftungsmöglichkeiten: Ingestion von Teilen des Zierstrauchs, die sämtlich cytisinhaltig sind.

Symptomatologie: Nikotinartige Wirkung besonders auf den Sympathicus (zuerst erregend, dann lähmend): Erbrechen, Salivation, Mydriasis, Krämpfe, Coma, Atemlähmung.
Therapie: Magenspülung. Kohle. Bei Krämpfen Luminal. Im Coma Analeptica.
Gramoxone siehe Pflanzenschutzmittel S. 70.
Insektizide siehe Pflanzenschutzmittel S. 69.

Kaliumpermanganat
Vergiftungsmöglichkeiten: Verschlucken der Kristalle oder konzentrierter Lösungen.
Symptomatologie: Dunkelbraune Ätzmarken an Mund- und Rachenschleimhäuten. Eventuell Glottisödem. Magenschmerzen. Erbrechen, blutige Stühle. Kaum resorptive Giftwirkungen.
Therapie: Milch. Vitamin C per os (Zitronensaft). Magenspülung. Kohle. Natriumsulfat als Laxans. Antibiotica.

Kohlenoxid
Vergiftungsmöglichkeiten: Einatmen von kohlenmonoxidhaltigem Leuchtgas (10—15% CO), Motorauspuffgasen (bis 8% CO) und Ofengasen. Erdgas (Methan) und Leuchtgas aus Propan und Butan (zum Beispiel in Ferienhäusern) sind praktisch ungiftig.
Symptomatologie: Kopfschmerz, Schwindel, Übelkeit, Erbrechen, Atemnot. Mydriasis, Cyanose, Kollaps, Coma, eventuell Krämpfe. Atemlähmung, Glykosurie. Selten sind bei Kindern Nachkrankheiten und Restschäden wie Pneumonie, Hirnschäden, Korsakow-Syndrom, Epilepsie, Neuritis, periphere Lähmungen und Sehschäden.
Therapie: Frischluftzufuhr. Sauerstoffbeatmung. Katalysin 5 ml i. m. Bluttransfusion. 40%ige Traubenzuckerlösung (40—50 ml) i. v. gegen Hirn- und Lungenödem. Antibiotica zur Pneumonieprophylaxe.

Laugen
Vergiftungsmöglichkeiten: Ingestion von Natronlauge (Ätznatron), Kalilauge, (Ätzkali), Salmiakgeist (Ammoniumhydroxid), Ätzkalk (Calciumoxid). Auch Möbelbeize und Eau de Javelle (Bleich- und Fleckenmittel) enthalten Laugen.
Symptomatologie: Kolliquationen der Mundschleimhäute mit glasigen, bräunlichen Ätzmarken, die stark schmerzhaft sind. Salivation, Schluckschmerzen, Magenschmerzen, Erbrechen. Schock. Eventuell Glottisödem. Ösophagusperforation mit Mediastinitis oder Magenperforation mit Peritonitis.
Therapie: Trinken von Zitronensaft oder verdünntem Essig (2—4 Eßlöffel auf ein Glas Wasser). Notfalls auch Milch. Keine Magenspülung wegen Perforationsgefahr. Kreislauf- und Atemhilfe. Analgetica. Antibiotica. Parenterale Ernährung. Stenoseprophylaxe: Corticoide ab 4.—5. Tag.
Lindan (insektizide Organochlorverbindung) siehe Pflanzenschutzmittel S. 69.

Lysolin siehe Phenole S. 70.

Metaldehyd

Vergiftungsmöglichkeiten: Ingestion von metaldehydhaltigen Trockenbrennstoff-Tabletten (Meta), die für Puppenstuben-Herde, Spieldampfmaschinen und zum Camping verwendet wurden, oder von Schneckenvertilgungsmitteln. Metaldehyd ist ein Krampfgift. Der Trockenbrennstoff Esbit soll nach Angabe des Herstellers keine toxischen Stoffe enthalten.
Symptomatologie: Hämorrhagische Gastritis. Resorptiv: Tonisch-klonische Krämpfe, Hyperthermie, Coma, Atemlähmung. Passagere Nierenschädigung. Retrograde Amnesie. Als Restschaden postencephalitisches Syndrom möglich.
Therapie: Magenspülung mit 1—2%iger Natriumbicarbonat-Lösung. Kohle. Schockbehandlung. Sauerstoffzufuhr. Als Anticonvulsiva Chloralhydrat und Luminal.

Morphin siehe Opiate S. 69.

Mottenkugeln siehe Paradichlorbenzol S. 69.

Nasentropfen

Vergiftungsmöglichkeiten: Ingestion oder lokale Applikation in Überdosis bei Säuglingen und jungen Kleinkindern von vasoconstrictorischen, decongestiven Substanzen, die strukturell einen Napthalinring enthalten (Tyzine, Privin).
Symptomatologie: Somnolenz, Sopor, Coma. Bradykardie. Hypertonie. Erst Miosis, dann Mydriasis. Flache, eventuell Biotsche Atmung.
Therapie: Bei Ingestion Magenspülung. Kohle. Sauerstoffzufuhr. Keine Analeptica!

Natriumbisulfat (in Toilettenreinigungsmitteln) siehe Säuren S. 73.

Nikotin

Vergiftungsmöglichkeiten: Ingestion von Tabak und nikotinhaltigen Pflanzenschutzmitteln.
Symptomatologie: Niedrige Nikotintoleranz des Kindes! Blässe, Schwindel, Salivation, Erbrechen, Durchfall. Schock, Krämpfe, Kreislauf- und Atemlähmung.
Therapie: Magenspülung. Kohle. Atropin. Sauerstoffbeatmung. Kreislaufhilfe. Bei Krämpfen Chloralhydrat.

Nitrate

Vergiftungsmöglichkeiten: Trinken von nitrathaltigem Brunnenwasser. Nitrate werden im Darm bakteriell zu Nitriten reduziert, die als Blutgifte methämoglobinbildend wirken.
Symptomatologie: Schiefergraue Cyanose (Methämoglobinbildung), motorische Unruhe, Tychypnoe, Tachykardie. Erbrechen, Durchfall. Somnolenz, Schocksymptome. Krämpfe.

Therapie: Eventuell Magenspülung und Kohle. Natriumsulfat als Laxans. Katalysin 5 ml i. v. (s. S. 61). Ascorbinsäure i. v. Kreislaufhilfe. Prognose günstig.

Opiate

Vergiftungsmöglichkeiten: Alkaloide des Opiums (Morphin, Codein, Thebain, Papaverin, Narkotin) können durch Ingestion der unreifen Schlafmohn-Früchte oder durch arzneiliche Überdosierungen giftig wirken. Opiate gehen unter der Geburt auf das Neugeborene und beim Stillen in die Muttermilch über; das Atemzentrum des Neugeborenen ist besonders morphinempfindlich. Ingestion von codeinhaltigen Hustensäften.

Symptomatologie: Erbrechen, Unruhe, Somnolenz, apnoische Anfälle, Schock, Coma, Areflexie. Miosis, Cyanose, eventuell Krämpfe. Atemlähmung.

Therapie: Lorfan 0,5—1,0 ml i. v. oder i. m. (s. S. 60). Bei Ingestion Magenspülung mit Kohle oder 0,14%/oiger Kaliumpermanganatlösung. Natriumsulfat als Laxans. Kreislaufhilfe. Sauerstoffbeatmung. Wärmezufuhr.

Paradichlorbenzol

Vergiftungsmöglichkeiten: Ingestion von Mottenpulver und Mottenkugeln.

Symptomatologie: Lokal schleimhautreizende, resorptiv narkotische Wirkung. Kopfschmerzen, Nausea, Exzitation, Coma, Atemlähmung.

Therapie: Magenspülung. Kohle. Bei Ingestion von Mottenkugeln Brechmittel. Als Abführmittel Paraffinöl oder Natriumsulfat. Kontraindiziert sind Milch oder Rizinusöl, da Paradichlorbenzol lipoidlöslich ist. Atem- und Kreislaufhilfe.

Petroleum siehe Benzin S. 65.

Pflanzenschutz- und Schädlingsbekämpfungsmittel

a) *Organochlorverbindungen* (chlorierte Kohlenwasserstoffe), wie DDT, Hexachlorcyclohexan (Jacutin), Lindan, Chlordan, Thiodan, Aldrin, Dieldrin, Methoxychlor u. a. Ab 14. Mai 1971 ist die Verwendung von DDT in der Bundesrepublik Deutschland im Hausgebrauch und auch in der Landwirtschaft verboten.

Vergiftungsmöglichkeiten: Ingestion, Inhalation und percutane Resorption der Kontaktinsektizide.

Symptomatologie: 2—3 Std nach Ingestion Salivation, Erbrechen, Abdominalschmerzen. Bei Inhalation Schleimhautreizung. Zuckungen der Gesichtsmuskulatur, Tremor, Ataxie, tonisch-klonische Krämpfe, Atemlähmung.

Therapie: Magenspülung mit Kohle. Paraffinöl 3—5 Eßlöffel. Bei Exzitation Luminal. Cave: Milch, Rizinusöl, Adrenalin- und Ephedrinderivate (Kammerflimmern!).

b) *Organophosphatverbindungen* (Phosphorsäureester), wie E 605, Malathion u. a.

Vergiftungsmöglichkeiten: Ingestion der konzentrierten Lösungen, auch percutane und inhalative Resorption.

Symptomatologie: Durch Blockierung der Cholinesterase Kopfschmerzen, Erbrechen, Abdominalschmerzen, Miosis, Hyperhidrosis, Salivation, Lungenödem, Bradykardie, Krämpfe, Coma, Atemlähmung.
Therapie: Nach Ingestion Magenspülung mit Kohle. Atropinum sulfuricum 0,5—3,0 mg i. v. oder i. m. alle 10 min, bis Mydriasis, Mund- und Hauttrockenheit eintreten. Kreislaufhilfe, Dauertropfinfusion, Atemhilfe, Acidosebekämpfung. Bei Krämpfen Luminal. Cave Phenothiazine, Dolantin, Morphin!

c) *Dipyridinium-Verbindungen* (Paraquat, Diquat, Morfamquat), wie Gramoxone-S, Duanti, Weedol, Reglone u. a.
Vergiftungsmöglichkeiten: Ingestion der stark toxischen herbiciden Lösungen.
Symptomatologie: Lokale Verätzung im Mund-Rachenraum. Nach mehrtägigem symptomlosen Intervall Lungen-, Leber- und Nierenparenchymschäden mit Dyspnoe, Pneumonie, Lungenödem, akuter Leberdystrophie, Nephrose und Niereninsuffizienz.
Therapie: Magenspülung. Carbo medicinalis. Als Laxans Natriumsulfat. Forcierte Diurese. Leberschutz mit Lävulose-Infusionen. Nebennierenrindensteroide. Antibiotica. Atem- und Kreislaufhilfe. Eventuell Dialyse. Auch bei leichten Fällen wegen des trügerischen freien Intervalls mindestens einwöchige klinische Beobachtung.

d) *Aromatische Dinitroverbindungen* wie Dinitrophenol, Dinitrokresol u. a.
Vergiftungsmöglichkeiten: Ingestive, percutane und inhalatorische Resorption.
Symptomatologie: Grundumsatzerhöhung mit Schwitzen, Hautrötung, Durst, Fieber, Unruhe. Erbrechen, Durchfall, Cyanose, Krämpfe, Coma, Atemlähmung.
Therapie: Abkühlende Bäder, Glucose- und Elektrolytinfusionen, Sedativa.

Phenole

Vergiftungsmöglichkeiten: Ingestion der Desinfektionsmittel Phenol (Karbolsäure), Sagrotan (Chlorkresol) und Lysolin (Phenylphenol, Benzylphenol und Chlorkresol). Dinitrophenole siehe Pflanzenschutz- und Schädlingsbekämpfungsmittel S. 69.
Symptomatologie: Ätzwirkungen zeigen sich als weißliche Ätzschorfe der Mundschleimhaut, Salivation, Schluckstörung, Erbrechen, Leibschmerzen, Enteritis. Eventuell Glottisödem. Resorptive Wirkungen sind Schock, Coma, Delirien, Krämpfe, Nierenschädigung (Tubulusnekrosen) mit Anurie und Urämie, dunkler, braungrüner Urin.
Therapie: Vorsichtige Magenspülung. Milch und Eiereiweiß. Als Laxans Natriumsulfat. Reichliche Flüssigkeitszufuhr. Analgetica, Antibiotica, Wärmezufuhr.

Phenothiazinderivate

Vergiftungsmöglichkeiten: Ingestion von Überdosen neuroleptischer Medikamente der Phenothiazin-Reihe, wie Megaphen, Dibutil, Repeltin, Melleril, Nipodal u. a.

Symptomatologie: Somnolenz, Schock, Hypotonie, Tachykardie, Coma. Krämpfe. Extrapyramidale Hyperkinesien.
Therapie: Magenspülung. Kohle. Kreislauf- und Atemhilfe. Keine Analeptica wegen Krampfgefahr. Als peripheres Kreislaufmittel nur Noradrenalin (Novadral). Bei hyperkinetisch-dystonem Syndrom Akineton i. v.

Pilzgifte

a) *Knollenblätterpilz (Amanita phalloides)*
Toxizitätsgrad: hochtoxisch.
Vergiftungsmöglichkeiten: Ingestion von Knollenblätterschwämmen, deren Gifte Amanitin und Phalloidin schwere Organparenchymschädigungen, besonders der Leber, verursachen.
Symptomatologie: Kinder sind sehr empfindlich! Latenzzeit von 8—12— 24 Std. Dann Unwohlsein, Erbrechen, Leibschmerzen, profuse Durchfälle, Exsikkation, Hypochlorämie und Hypokaliämie, schwerer Kreislaufkollaps. Tod an Kreislaufversagen oder nach 3—4 Tagen im Leberkoma bei akuter gelber Leberdystrophie. Bei Überleben Verfettung in Leber, Nieren und Herzmuskel.
Therapie: In der Latenzzeit und im Frühstadium Erbrechen auslösen, was bei allen Pilzvergiftungen effektiver ist als die Magenspülung; Apomorphin erlaubt. Magenspülung mit Kohle. Als Laxans Natriumsulfat. Flüssigkeits- und Elektrolytzufuhr durch Dauertropfinfusion. Noradrenalin (Novadral), Corticoide, Cardiazol und Micoren. Leberschutz mit Ringer-Traubenzuckerlösung und Cholin (Lävocholin) i. v., Vitamine B, C und K.

b) *Lorchel*
Toxizitätsgrad: stark toxisch.
Vergiftungsmöglichkeiten: Ingestion der ungekochten Pilze oder des Kochwassers.
Symptomatologie: Ähnlich wie bei Knollenblätterpilz-Vergiftung. Beginn der Erscheinungen etwas früher: 5—8 (—24) Std nach der Giftaufnahme.
Therapie: Wie Knollenblätterpilz-Vergiftung.

c) *Fliegenpilz (Amanita muscaria) und Pantherpilz (Amanita pantherina)*
Toxizitätsgrad: mäßig toxisch.
Vergiftungsmöglichkeiten: Ingestion der Pilze, die einen atropinartigen Giftstoff und Muscarin enthalten.
Symptomatologie: Vergiftungssymptome $^{1}/_{2}$—2 Std nach Pilzeinnahme. Leichte Gastroenteritis. Das Pantherina-Syndrom entspricht dem Bild der Atropinvergiftung (Parasympathicuslähmung): Mydriasis, trockene Schleimhäute, Tachykardie, motorische Unruhe, Erregungszustände. Die Muscarinvergiftung zeigt dagegen das Bild der Parasympathicuserregung: Miosis, Schweiß- und Speichelfluß. Die Vergiftung ist nach 12 Std abgeklungen und hinterläßt eine retrograde Amnesie.
Therapie: Erbrechen auslösen. Magenspülung. Kohle. Als Laxans Natriumsulfat. Als Sedativa Luminal und Chloralhydrat. Bei Zeichen der Muscarin-Vergiftung Atropin 0,1—0,5 mg i. m.

Piperazin

Vergiftungsmöglichkeiten: Ingestion größerer Dosen piperazinhaltiger Wurmmittel wie Uvilon, Tasnon, Vermicompren u. a.
Symptomatologie: Schwindelgefühl, Ataxie, Muskelschwäche, Tremor, Myoklonien, Sehstörungen, Apathie, Somnolenz, Sopor, Atemlähmung. Im EEG schwere generalisierte Dysrhythmie.
Therapie: Magenspülung. Kohle. Als Laxans Natriumsulfat. Prognose günstig.

Pyramidon (Dimethylaminophenazon)

Vergiftungsmöglichkeiten: Ingestion größerer Dosen (mehr als 1—2 g) Pyramidon.
Symptomatologie: Hyperreflexie, Dyspnoe, Cyanose, Bewußtlosigkeit, Krämpfe, Atemlähmung.
Therapie: Magenspülung. Kohle. Als Laxans Natriumsulfat. Forcierte Diurese. Bei Krämpfen Luminal oder Valium. Bei Atemdepression Micoren und Sauerstoffzufuhr.

Quecksilber

Vergiftungsmöglichkeiten: Ingestion von quecksilberhaltigen Desinfektionsmitteln wie Sublimat ($HgCl_2$), Quecksilberoxycyanat (anorganische Hg-Verbindungen) oder quecksilberhaltigen Saatbeizmitteln (organische Hg-Verbindungen). Überdosierung von Präzipitatsalbe. Einatmung von Quecksilberdämpfen, die auch nach feintropfiger Verteilung von ausgelaufenem metallischem Quecksilber auf Bodenflächen entstehen. Ingestion von metallischem Quecksilber in kleineren Dosen (Zerbeißen eines Quecksilberthermometers) ist dagegen praktisch atoxisch.
Symptomatologie: Mund- und Magenverätzung, blutiges Erbrechen, Salivation, blutige Durchfälle, Abdominalkoliken, Kreislaufkollaps. Ab 2. Tag ulceröse Quecksilberstomatitis. Schwere Nierenschädigung mit Anurie und Urämie. Tod in den ersten 24 Std am Kreislaufversagen oder nach 8—14 Tagen in der Urämie. Bei subakuter Vergiftung finden sich die dermatologischen und neurologischen Symptome der Feerschen Krankheit, wie scarlatiniform-morbilliforme Exantheme mit Hautschuppung, Hyperhidrosis, psychische Verstimmung und Adynamie. Die organischen Quecksilberverbindungen führen bei akuter Vergiftung vorwiegend zu zentralnervösen Erscheinungen wie Exzitation, Tremor, Bulbärsymptomen und Ataxie.
Therapie: Vorsichtige Magenspülung mit Kohle. Milch, Eiereiweiß. Sulfactin i. m. (Dosierung s. S. 59), außer bei organischen Quecksilbervergiftungen. Reducdyn und S-hydril i. v. Zur Infektionsprophylaxe Antibiotica. Kreislaufhilfe. Bei Anurie Austauschtransfusion, Peritonealdialyse oder künstliche Niere. Prognose ernst.

Reserpin

Vergiftungsmöglichkeiten: Ingestion von Überdosen reserpinhaltiger Antihypertensiva und Neuroleptica wie Serpasil, Sedaraupin und zahlreicher Kombinationspräparate.

Symptomatologie: Somnolenz, Gesichtsröte, Erythem auch am Stamm. Miosis. Rhinitis mit Kongestion der Nasenschleimhäute und verstopfter Nase. In schweren Fällen Fieber, Bewußtlosigkeit, Diarrhoe, Blutdrucksenkung.
Therapie: Magenspülung. Kohle. Kopftieflagerung. Sauerstoffzufuhr. Novadral.

Sagrotan siehe Phenole S. 70.

Salicylate
Vergiftungsmöglichkeiten: Ingestion von größeren Dosen Acetylsalicylsäure (Aspirin) und Natrium salicylicum.
Symptomatologie: Durch direkte Reizung des Atemzentrums Hyperventilation. Erbrechen, Durst, Hyperhidrosis, Hyperpyrexie, Delirien, Kreislaufkollaps, Koma, Krämpfe. Oligurie oder Anurie, Hämorrhagien, Leukocytose. Die Hyperventilation verursacht eine respiratorische Alkalose, die gegenregulativ in eine Acidose übergeht.
Therapie: Magenspülung. Kohle. Als Laxans Paraffinöl. Reichliche Flüssigkeitszufuhr per os und durch Dauertropfinfusion. Bekämpfung der Acidose. Antipyretica. Vitamin K. Sauerstoffzufuhr.

Säuren
Vergiftungsmöglichkeiten: Ingestion von Salz-, Schwefel-, Salpeter- oder konzentrierter Essigsäure (Essigessenz).
Symptomatologie: Weißliche und schwarzbraune Ätzschorfe an der Mundschleimhaut, Salivation, Schluckbeschwerden, Magenschmerzen, Hämatinerbrechen, Kreislaufkollaps. Eventuell Glottisödem. Ösophagus- und Magenperforation.
Therapie: Trinken von Milch mit Eiereiweiß und Magnesia usta (10 bis 20 g). Bis zu 15 min nach der Ingestion Magenspülung mit Magnesia-usta-Lösung, später wegen Perforationsgefahr nicht mehr. Analgetica. Schockbekämpfung. Antibiotica. Ab 4. Tag Strikturprophylaxe mit Corticoiden.

Schädlingsbekämpfungsmittel siehe Pflanzenschutzmittel S. 69.

Schlafmittel siehe Barbiturate S. 64 und Glutethimid S. 66.

Schlangengift
Vergiftungsmöglichkeiten: Biß der Kreuzotter (Vipera berus).
Symptomatologie: Lokal Ödem, bläuliche Verfärbung, starke Schmerzen, resorptiv Tachykardie, Erbrechen, Schock, Atemlähmung.
Therapie: Venöse Stauung (Puls tastbar!) der gebissenen Extremität bis zu einer Stunde; alle 20 min lockern. Gleichzeitig Inzision, die beide Bißstellen, die etwa 1 cm auseinanderliegen, verbindet. Ruhigstellung der Extremität. 10 ml Schlangengiftserum Europa (Behringwerke) i. m. oder i. v. Corticoide. Antibiotica. Kreislauf- und Atemhilfe. Flüssigkeitszufuhr, aber kein Alkohol! Umstritten ist die lokale Kältetherapie (gebissene Extremität in kaltes Leitungswasser legen und Eisstückchen zugeben); wenn Serum gegeben werden kann, ist sie kontraindiziert.

Die Behringwerke, Marburg, stellen vier polyvalente Schlangengift-Sera gegen die Gifte der wichtigsten europäischen, amerikanischen, afrikanischen und vorder- und mittelorientalischen Schlangen her, ferner eine Reihe monovalenter Sera gegen verschiedene außereuropäische Schlangengifte.

Beim Kreuzotterbiß ist das polyvalente Schlangengift-Serum Europa intramuskulär oder intravenös zu injizieren. Vorher kann eine Anaphylaxie oder Allergie gegen dieses Serum (vom Pferd) durch Einträufeln eines Tropfens einer Verdünnung 1 : 10 (mit abgekochtem Wasser) in den unteren Conjunctivalsack kontrolliert werden. Tritt in 10—15 min eine starke conjunctivale Rötung auf, so besteht eine Allergie.

Die Landesapothekerkammern haben in einer Reihe von Krankenhäusern Notdepots mit Schlangengiftserum Behringwerke Europa eingerichtet; das Serum kann dort jederzeit abgeholt werden. Verzeichnis der Schlangengift-Serum-Notdepots in der Bundesrepublik Deutschland siehe S. 75. Sämtliche Sera sind immer auch vorrätig bei den Behringwerken AG, 355 Marburg (Lahn), Telefon (0 64 21) 20 21. Auch zoologische Gärten sind mit Schlangenseren ausgerüstet.

Terpentinöl

Vergiftungsmöglichkeiten: Ingestion des als Reinigungsmittel verwendeten Terpentins oder von Bohnerwachs und Schuhcreme, die Terpentinöl enthalten.

Symptomatologie: Erbrechen, Durchfall. Typischer Geruch des Erbrochenen, der Ausatmungsluft und des Urins (nach Veilchen). Eventuell Krämpfe, Coma, Atemlähmung. Toxische Nierenschädigung. Anämie.

Therapie: Magenspülung mit Kohle. Paraffinöl (3—5 Eßlöffel per os). Bei Krämpfen Luminal. Schockbekämpfung. Forcierte Diurese.

Tetrachlorkohlenstoff (CCl_4)

Vergiftungsmöglichkeiten: Ingestion von Fleckenwassern.

Symptomatologie: Verwirrtheit, Koma, eventuell Atemlähmung. Heftiges Erbrechen, Durchfall. Nach ein bis zwei Tagen toxische Leber- und Nierenschädigung.

Therapie: Magenspülung mit Kohle. Paraffinum liquidum (3—5 Eßlöffel). Cave Milch oder Rizinusöl! Zentrale Analeptica. Kein Novadral wegen der Gefahr des Kammerflimmerns. Sauerstoffbeatmung. Leberschutztherapie mit Lävulose, Cholin, Vitaminen B, C und K. Prognose ungünstig.

Thallium

Vergiftungsmöglichkeiten: Ingestion von thalliumhaltigem Ratten- und Mäusegift wie Zeliokörner, Styx-Giftkörner, Delicia-Hausmauspräparat.

Symptomatologie: Nach Ingestion Brechreiz. 1. Woche nach Giftaufnahme: Obstipation, Leibschmerzen, neuralgische Schmerzen in den Beinen, Durstgefühl, Schlaflosigkeit. 2. Woche: Tachykardie, Polyneuritis. 3. Woche: Haarausfall (außer den medialen Augenbrauen), verminderte Schweißabsonderung, weiße Querstreifen an Finger- und Zehennägeln, Thallium-Encephalitis.

Therapie: Magenspülung mit 1%igem Natriumjodid (DAB). Hohe Dosen Natriumsulfat als Laxans. S-hydril 5—10 ml täglich i. v. Reichliche Flüssigkeitszufuhr. Analgetica.

Tinte

Vergiftungsmöglichkeiten: Ingestion. Schreibtinte besteht aus wäßriger Lösung von Tanninsäure, Gallussäure und Eisensulfat. Farb-, Kopier- und Wäschetinte enthalten Anilinfarben, Silbernitrat oder Methylalkohol.

Symptomatologie: Bei Schreibtinte keine Vergiftungssymptome, eventuell leichte Magendarmschleimhautreizung. Bei anilinhaltiger Wäschetinte Methämoglobinämie (siehe Anilin S. 64).
Therapie: Magenspülung. Kohle.

Tintenstift

Vergiftungsmöglichkeiten: Ingestion von Tinten- oder Kopierstift, der den Anilinfarbstoff Methylviolett enthält. Der Farbstoff wird auch durch die Mundschleimhaut resorbiert.

Symptomatologie: Bei Ingestion größerer Mengen Methämoglobinämie (siehe Anilin S. 64). Eine verschluckte Kopierstiftspitze kann ein Magenulcus machen.

Therapie: Zunge mit feuchtem Mulläppchen säubern. Magenspülung. Kohle.

Tranquilizer

Vergiftungsmöglichkeiten: Ingestion der als Ataractica verwendeten Meprobamate in Überdosis.
Symptomatologie: Taumeligkeit, Somnolenz, Areflexie, Koma.
Therapie: Magenspülung. Kohle.

Wurmmittel siehe Piperazin S. 72.

21.8. Schlangengift-Serum-Depots

In folgenden Krankenhäusern der Bundesrepublik Deutschland bestehen Notdepots, in denen Schlangengift-Serum Europa vorrätig gehalten wird:
Aachen, Klinische Anstalten der Technischen Hochschule
Ansbach, Städtisches Krankenhaus
Arnsberg, Städtisches Krankenhaus Marienhospital
Augsburg, Städtische Krankenanstalten
Bad Mergentheim, Chirurgisches Krankenhaus
Bayreuth, Städtisches Krankenhaus, Chirurgische Ambulanz
Bielefeld, Städtische Krankenanstalten, Serumbereitschaftsdienst
Bonn, St.-Johannes-Hospital, Apotheke
Braunschweig, Städtisches Krankenhaus, Operationsabteilung
Bremen, Städtische Krankenanstalten, Unfallklinik
Buchen (Württ.), Kreiskrankenhaus

Darmstadt, Städtische Kliniken, Medizinische Klinik
Deggendorf, Städtisches Krankenhaus, Chirurgische Abteilung
Dortmund, Städtische Krankenanstalten, Haupt-Aufnahme
Düsseldorf, Städtische Krankenanstalten, I. Medizinische Klinik
Emden, Städtisches Krankenhaus, Apotheke
Essen, Städtische Krankenanstalten, Medizinische Klinik
Flensburg, St.-Franziskus-Hospital, Apotheke
Frankfurt, I. Medizinische Universitätsklinik, Infektionshaus
Freiburg, Klinische Universitätsanstalten, Blutzentrale
Fulda, Herz-Jesu-Krankenhaus, Ärztlicher Dienst
Gießen, Apotheke der Universitätskliniken
Göttingen, Medizinische Universitäts-Poliklinik
Gummersbach, Städtisches Krankenhaus, Innere Abteilung
Hannover, Krankenhaus Oststadt, Chirurgische Ambulanz
Heide, Kreiskrankenhaus, Chirurgische Abteilung
Heidelberg, Klinische Universitätsanstalten, Apotheke
Kaiserslautern, Städtische Krankenanstalten, Medizinische Ambulanz
Karlsruhe, Städtische Krankenanstalten, Apotheke
Kassel, Stadtkrankenhaus, Chirurgiedurchgang
Kempten, Stadtkrankenhaus
Kiel, Städtisches Krankenhaus, Aufnahme
Koblenz-Moselweiß, Städtische Krankenanstalten Kemperhof
Köln, Städtische Krankenanstalt Köln-Merheim, Chirurgische Klinik
Krefeld, Städtische Krankenanstalten, Chirurgische Klinik
Lübeck, Städtisches Krankenhaus Ost, Hygiene-Institut
Lüdenscheid, Städtisches Krankenhaus, Ambulanz
Lüneburg, Städtisches Krankenhaus, Apotheke
Mainz, Transfusionszentrale der Universitätskliniken
Minden, Zweckverband Stadt- und Kreiskrankenhaus, Serumbereitschaftsdienst
München, Chirurgische Universitätsklinik Nußbaumstraße, Blutbank und Klinikum der Technischen Hochschule, Nothilfe
Münster, Raphaelsklinik, Apotheke
Neunkirchen, Städtisches Krankenhaus
Nürnberg, Städtische Krankenanstalten, Aufnahmearzt
Offenburg, Städtisches Krankenhaus, Medizinische Aufnahme
Osnabrück, Städtische Krankenanstalten, Unfallstelle
Paderborn, St.-Vincenz-Krankenhaus, Apotheke
Ravensburg, St.-Elisabethen-Krankenhaus, Innere Abteilung
Recklinghausen, Knappschafts-Krankenhaus, Labor der inneren Abteilung
Regensburg, Krankenhaus der Barmherzigen Brüder
Saarbrücken, St. Lukas-Apotheke, Saarbrücken-Burbach
Schwäbisch-Hall, Evangelische Diakonissenanstalt
Schweinfurt, Städtisches Krankenhaus, Chirurgie-Operationssaal
Siegen, St.-Marien-Krankenhaus, OP
Stade, Städtische Krankenanstalten, Operations-Abteilung
Stuttgart, Katharinenhospital, Anästhesieabteilung

Traunstein, Städtisches Krankenhaus, Medizinische Abteilung
Trier, Krankenhaus der Barmherzigen Brüder, Apotheke
Ulm (Donau), Städtische Krankenanstalten, Medizinische Klinik
Villingen, Städtisches Krankenhaus, Chirurgischer Operationssaal
Wesel, Evangelisches Krankenhaus, Apotheke
Wuppertal, Städtische Krankenanstalten Elberfeld, Chirurgische Ambulanz

21.9. Offizielle Vegiftungsinformationszentralen

Folgende offizielle Informationszentren für Vergiftungsfälle in der Bundesrepublik Deutschland stehen für telefonische Auskünfte Tag und Nacht zur Verfügung:

Vergiftungen im Kindesalter:
Berlin 19, Städtische Kinderklinik Charlottenburg
  Tel.: (0311) 3 04 03 11, 3 04 03 12, 3 04 03 13, 3 04 87 97
Bonn, Universitäts-Kinderklinik
  Tel.: (0 22 21) 22 01 08, 22 42 41
Freiburg, Universitäts-Kinderklinik
  Tel.: (0761) 2 01 43 61, Pforte 2 01 43 01, Zentrale 2011
Homburg/Saar, Universitäts-Kinderklinik
  Tel.: (0 68 41) 16 22 57, 16 28 46

Vergiftungen allgemein:
Berlin 19, Medizinische Universitätsklinik Krankenhaus Westend
  Tel.: (0311) 3 05 04 66
Hamburg 33, Allgemeines Krankenhaus Barmbek, 2. Medizinische Abteilung
  Tel.: (0411) 6 38 51 oder 63 85 345/346
Ludwigshafen, Medizinische Klinik der Städtischen Krankenanstalten
  Tel.: (0621) 50 34 31
Mainz, 2. Medizinische Universitätsklinik
  Tel.: (0 61 31) 19 27 41
München, 2. Medizinische Klinik rechts der Isar
  Tel.: (0811) 4 14 02 11 oder 4 14 01 (Zentrale)
Nürnberg 5, Städtische Krankenanstalten, 2. Medizinische Klinik
  Tel. (0911) 3 99 31, App. 24 51 und 24 52

In der Deutschen Demokratischen Republik:
Berlin, Toxikologischer Dienst
  Tel.: 22 54 10
Leipzig, Toxikologischer Dienst
  Tel.: 3 19 16, von 17.00—8.00 Uhr 20 00 32
Magdeburg, Toxikologischer Dienst
  Tel.: 4 82 01

In der Schweiz:
Zürich, Gerichtlich-Medizinisches Institut der Universität
  Tel.: (051) 32 66 66

Literatur

BLOUNT, W. P.: Knochenbrüche bei Kindern, Stuttgart: Georg Thieme 1957.
BOEHNCKE, H.: Schmerzanalyse im Kindesalter. In: Schmerzanalyse als Wegweiser zur Diagnose, 2. Aufl. Hrsg.: R. JANZEN. Stuttgart: Georg Thieme 1968.
BRAUN, W., DÖNHARDT, A.: Vergiftungsregister. Stuttgart: Georg Thieme 1970.
BRUGSCH, H., KLIMMER, O. R.: Vergiftungen im Kindesalter, 2. Aufl. Stuttgart: Ferdinand Enke 1966.
CHIGOT, P. L., ESTÈVE, P.: Traumatologie infantile. 2. Ed. Paris: Expansion Scient. Française 1967.
EHALT, W.: Unfallpraxis. Berlin: Walter de Gruyter 1968.
— Verletzungen bei Kindern und Jugendlichen. Stuttgart: Ferdinand Enke 1961.
GÄDEKE, R.: Der Unfall im Kindesalter. Phänomenologische und soziologische Untersuchungen unter Verwendung der Unfälle und akzidentellen Vergiftungen von 0—14jährigen im Stadtbezirk und im Landkreis Freiburg im Breisgau. Stuttgart: Georg Thieme 1962.
GROB, M.: Lehrbuch der Kinderchirurgie. Stuttgart: Georg Thieme 1957.
HARTENBACH, W., AHNEFELD, F. W.: Verbrennungs-Fibel. Stuttgart: Georg Thieme 1967.
HAUF, R.: Beiträge zur Ersten Hilfe und Behandlung von Unfällen durch elektrischen Strom, Bd. 4. Frankfurt/M.: Verlags- und Wirtschaftsgesellschaft der Elektrizitätswerke mbH. 1967.
KIENE, S., KÜLZ, J.: Das Schädelhirntrauma im Kindesalter. Leipzig: Johann Ambrosius Barth 1968.
KILLIAN, H.: Der Kälte-Unfall. München-Deisenhofen: Dustri-Verlag 1966.
KLIMMER, O. R.: Pflanzenschutz- und Schädlingsbekämpfungsmittel. Hattingen: Hundt-Verlag 1964.
KÖRNER, M.: Der plötzliche Herzstillstand. Berlin-Heidelberg-New York: Springer 1967.
KRÖNCKE, A., PFEIFER, G.: Verletzungen des Gesichtes, des Gesichtsschädels, der Mundhöhle und der Zähne. In: Handbuch der Kinderheilkunde, Bd. IX. Hrsg.: H. OPITZ u. F. SCHMID. Berlin-Heidelberg-New York: Springer 1968.
LIESKE, H.: Symptomatik und Therapie von Giftschlangenbissen. In: Die Giftschlangen der Erde. Behringwerk-Mitteilungen. Marburg: N. G. Elwert 1963.
LUDEWIG, R., LOHS, K.: Akute Vergiftungen. Ratgeber für toxikologische Notfälle, 3. Aufl. Stuttgart: Gustav Fischer 1971.
MARCUSSON, H., OEHMISCH, W., PECHMANN, W.: Der Unfall im Kindes- und Jugendalter. I. Teil Mortalität und Prophylaxe. Berlin: VEB Verlag Volk und Gesundheit.
MEISSNER, F.: Kinderchirurgische Erkrankungen. Bd. I: Grundzüge der Diagnostik. Edition Leipzig: Leipzig 1965.
MOESCHLIN, S.: Klinik und Therapie der Vergiftungen, 4. Aufl. Stuttgart: Georg Thieme 1964.
MOLL, H.: Soforttherapie bei kindlichen Unfällen. In: Handbuch der Kinderheilkunde, Bd. II/2. Hrsg.: H. Opitz u. F. Schmid. Berlin-Heidelberg-New York: Springer 1966.
— Vergiftungen im Kindesalter. In: Handbuch der Kinderheilkunde, Bd. II/2. Hrsg.: H. Opitz u. F. Schmid. Berlin-Heidelberg-New York: Springer 1966.
NIXON, H. H., O'DONNELL, B.: The Essentials of Paediatric Surgery. London: William Heinemann Ltd. 1968.
OBERNIEDERMAYR, A.: Lehrbuch der Chirurgie und Orthopädie des Kindesalters, Bd. I—III. Berlin-Göttingen-Heidelberg: Springer 1959.
ORBACH, H.: Erstversorgung am Unfallort, 4. Aufl. Stuttgart: Georg Thieme 1968.
PAU, H.: Verletzungen der Augen. In: Handbuch der Kinderheilkunde, Bd. IX. Hrsg.: H. Opitz u. F. Schmid. Berlin-Heidelberg-New York: Springer 1968.
ROSSI, E., DUC, G.: Notfalltherapie bei Kindern, 2. Aufl. Basel-New York: S. Karger 1967.

DE RUDDER, B., WINDORFER, A., TRUCKENBRODT, H.: Kinderärztliche Notfallfibel, 7. Aufl. Stuttgart: Georg Thieme 1967.

DE SANCTIS, A. G., VARGA, C.: Handbook of pediatric medical emergencies, III. ed. Saint Louis: The C. V. Mosby Company 1963.

SCHLOSSER, V.: Traumatologie. Stuttgart: Georg Thieme 1968.

STAUCH, M.: Kreislaufstillstand und Wiederbelebung. Stuttgart: Georg Thieme 1967.

WIRTH, W., HECHT, G., GLOXHUBER, C.: Toxikologie-Fibel. Stuttgart: Georg Thieme 1967.

Sachverzeichnis
I. Unfall

Abführmittel bei Fremdkörpern im Magen-Darmkanal 39
Abspreizfraktur 20
Absprengungsfraktur im Ellbogenbereich 26
Alupent 10
Alveolarfortsatz 33
—, Fraktur des 33
Anamnese 1
Apnoe 6
Asystolie 10
Atelektase 40
Atemlähmung, zentrale 6
Atemspende, Technik 6
— und Herzmassage 9
Atemstillstand, zentral 7
A.T.S. 53
Augenfremdkörper 35
Augenverätzung 36
Augenverletzungen, perforierende 36
Augenverletzung, stumpfe 35

Bauch-Seitenlage von Unfallverletzten 11
Bauchtrauma, stumpfes 16
Beatmung, künstliche 6
Beatmungsbeutel 7
Beatmungsmethoden 6
Bettruhe bei Unfällen 3
— bei Schädel-Hirntraumen 29
Beutel-Resutator 7
Bewußtseinstrübung bei Schädelhirntraumen 31
Bienenstiche 15
Blitzschlagunfälle 46
Blutdruckbeurteilung 8
Bluterbrechen 17
Blutstillung 10
Blutung, arterielle 10
—, intraabdominelle 16
Blutverlust, Zeichen für 16
Boosterinjection 52

Celluloidballfraktur 29
Chassaignac 27
Collar and Cuff 25

Darmriß 17
Devitalisierung des Zahns 33
Differentialdiagnostische Probleme, einige 49, 50
Dolantin 51
Druckpuls 31

Ektropionieren 35
Elektroencephalogramm 32
Elektrounfälle 44
—, Asystolie bei 45
—, Crushniere bei 46
—, Kammerflimmern 45
—, Letalität bei 44
—, Soforthilfe bei 45
Ellbogenbereich, Verletzungen im 2, 24 ff.
Endoskopie 40
Epiduralblutung 31
Epilepsie, Differentialdiagnose 50
Epiphysenknorpel, Quetschung des 26
Epiphysenschädigung 18
Epontol 51
Erfrierungen 46
Ertrinken, Pathophysiologie 47
—, erste Hilfe 47
—, Pupillenreaktion 48
Esmarch 10
Esmarchsche Abbindung 11
Evipan-Natrium 51

Fettembolie 18
Fraktur des Kleinfingers 20
— des Schlüsselbeins 20
— des Unterarms 20
—, subcapitale des Humerus 23
Frakturen 18
— des Mittelgesichts 34
— im Ellbogenbereich 24
Fremdkörper 37 ff.
— Aspiration 40
—, erste Hilfe bei 41
— im Magen-Darmkanal 38, 39
—, lebende 38
—, Röntgenkontrolle bei 38, 39, 40
Fremdkörpergefühl 38, 40
Friedrichsche Wundausscheidung 11, 52

Geschwür, Traumatisches 13
Gesichtsmaske 7
Gesichtsoedem 34
Gipsverband, gefensterter 11
Grünholzfraktur 20

Haematome 13
Haematurie 17
Haemodilution 47
Halswirbelsäule
—, Bewegungssperre der 37
—, Subluxation der 37

Herzmassage, Technik 9
Herzstillstand, akuter 9
Hinken 50
Hirngewebsverletzung 31
Hochspannungsunfälle 45
Hodenhochstand 16
Hodenschwellung, Differentialdiagnose 50
Holzsplitter 14
Hornhautverletzung 34
Hornhautwunde
—, Nachweis der 35
Hornissenstiche 15
Humerusfraktur, supracondyläre 24
—, Prognose der 26
Humerushalsfraktur 23
Hummelstiche 15
Hyphaema 35
Hypovolaemie 47

Impfung, Wiederauffrischung 52
Inactin 51
Injektion, intracardiale 10
Insektenstiche 15
Insufflationsbeatmung 6
Intervall, schmerzfreies, bei stumpfen Bauchtraumen 17
Intracardiale Injektion 10

Kälteschäden 46
Kallusbildung 18
Kammerflimmern 10
Kapselriß 17
Kauschwierigkeit 34
Keimschädigung des Zahns 34
Ketanest 52
Kieferverletzungen 33
Kinderunfall, Prophylaxe 49
Kindesmißhandlung, Dunkelziffer 41
—, Milieu 41
—, Todesfälleursachen 41
—, Verdachtsmomente 41
Kinnwunde 12
Kompression, digitale 11
—, manuelle 16
Kompressionsverband 11
Kopfsprung 36
Kopfumfang, Vergrößerung des, bei Subduralhaematom 32
Kopfverletzungen, leichtere 29
Kopfwunde 12
Krämpfe bei Subduralblutungen 31
— nach Schädel-Hirntraumen 32
Kurznarkose 51
Krankenwagen-Notruf 11
Kreislaufbehandlung am Unfallort 9
Kreislaufhilfe 8
Kreislaufzentralisation 8

Lagerung von Unfallverletzten 4
Landrysche Paralyse nach Tollwutschutzimpfung 16
Lebensbedrohung, Sofortmaßnahmen bei 4
Leberverletzung 17
Liquorcyste 29
Lokalanaesthesie 12, 52
Luxationen 27

Mamillenhochstand bei Milzruptur 16
Massenblutung, intraabdominelle 16
Meniscusverletzung 28
Milzruptur 16
Milzverletzung 17
Mißhandlung s. Kindesmißhandlungen
Mittelgesichtsfrakturen 34
Mund-zu-Mundbeatmung 6
Mund-zu-Nasebeatmung 6
Myoglobinaemie 46

Nachbehandlung, krankengymnastische 3
Nahtsprengung 31
Narbenkontrakturen 13
Nasenverletzungen 34
Nasospharingealkatheter 7
Nephrektomie 17
Netzhautblutung bei Subduralhaematom 32
Niederspannungsunfälle 45
Nierenverletzungen 17

Ohrfeige 34
Ohrmuschelverletzung 34
Orbitalhaematom 34
Organsickerblutung 17
Orosauger 5
Orotubus 7
Osteomyelitis, Differentialdiagnose 50

Pankreasquetschung 16
Perthessche Erkrankung 50
Pfählungsverletzungen 17
— weicher Gaumen 17
— des Dammes 17
Plastikschienen, aufblasbare 2
Platzwunden 12
— im Bereich der Augen 12
— im Bereich der Lippen 12
Pneumothorax 5
Prävention von Kinderunfällen 48
Pronation douloureuse 27
Pseudarthrosen 18
Pseudolähmung 28
pulled elbow 27
Pulpanekrose 33
Pulpentod 34

Pulsanstieg bei Darmriß 17
— bei Schädel-Hirntrauma 31
Pupillendifferenz bei Subduralblutungen 31
Purzelbaumschießen, Torticollis nach 36
Pyelogramm, i.v. bei Nierenverletzungen 17

Quetschwunden 11, 13

Radspeichenverletzung 13
Railingfracture 27
Reanimationsmaßnahmen 9 ff.
Reizhusten 41
Repulsio des Zahns 34
Risikoerziehung 49
Rubenbeutel 7
Rucksackverband 22
Ruhigstellung der Extremitäten, provisorische 1

Scandicain, Dosierung 52
Schädelfraktur, wachsende 29
Schädel-Hirntrauma 29
—, Nachbehandlung 33
Schädeltrauma 29
Schanzscher Kragen 37
Schiefhals, traumatischer 36
Schienung, obere Extremität 1
Schienung, untere Extremität 2
Schlüsselbeinfraktur, Prognose 23
Schmerzbekämpfung 11, 51
Schock 3
Schockbehandlung 8
Schockniere 46
Schocksymptome 8
— bei Verbrennungen 44
—, Behandlung der 15
Schürfwunden 13
Sehprüfung bei Augenverletzungen 35
Seitenlage, stabile, des bewußtlosen Kindes 4 ff.
Sickerblutung, intraabdominelle 16
Simultanimpfung 53
Sludge 8
Sofortmaßnahmen bei Lebensbedrohung 4
Sprays 12
Stichwunden 14
Stirnplatzwunde 12
Stridor 40
Strommarke 45
Subcutannaht 12
Subduralhaematom 31

Subluxation des Radiusköpfchens 27
Subunguales Spannungshaematom 13
Synovitis des Hüftgelenks 50

Tetagam 52
Tetanusgefährdung 53
Tetanusprophylaxe 52
Tierbißwunden 15
Tönnis-Schema 29
Tollwut 15
—, Immunserum 15
—, Nachweis der 16
Torticollis, traumatischer 36
Totalabtrennung, Extremität 11
Transport ins Krankenhaus 1, 11
Trommelfellperforation 34

Überimmunisierung 53
Übungstherapie 33
Unfallhäufigkeit, Milieufaktoren 49
Unterkieferfrakturen 12
Unterkühlung 47
Untersuchung 2

Valoron 52
Verbrennungen 42
—, erste Hilfe bei 43
—, Exanthem bei 44
Verbrennungsausdehnung 43
Verbrennungsschock, primär 42
Verbrennungsoedem 42
Verbrühung, erste Hilfe 43
Vergiftungen 53 ff., s. Sachverzeichnis II
Verkehrserziehung 49
Verkehrsunfall, Verhütung des 49
Verstauchungen 28
—, Differentialdiagnose 50
Volkmannsche Muskelkontraktur 24

Weichteilverletzungen 11
Wespenstiche 15
Wundbehandlung 11
Wundinfektion, unklare 11

Xylocain, Dosierung 52

Zahnfraktur 33
Zahnluxation 33
Zahnverfärbung 33
Zahnverletzungen 33
Zahnwurzelfraktur 33
Zungenverletzung 34
Zyanose 6

II. Vergiftung

Acetylsalicylsäure 73
Adsorbens 57
Äthylalkohol 63
Ätzkali 67
Ätzkalk 67
Ätznatron 67
Aldrin 69
Alkohol 63
Alkylphosphate 60
Allional-Kinderzäpfchen 62
Amanita muscaria 71
Amanita pantherina 71
Amanita phalloides 71
Ammoniumhydroxid 67
Analgetica 62
Anilin 64
Antagonismus, kompetitiver 58
Anticonvulsiva 62
Antidote 58
Antitetanusserum 53
Apomorphin 56
Apomorphinum hydrochloricum 61
Ascorbinsäure 61, 62
Aspirin 73
Ataractica 75
Atropin 60, 64
Atropinum sulfuricum 62

BAL 59, 62
Barbiturate 64
Bemegrid 60
Benzin 65
Benzol 65
Benzylphenol 70
Bilsenkraut 64
Bittermandel 65
Bittersalz 57
Blausäure 65
Blei 65
Blutgifte 61
Bohnerwachs 74
Brunnenwasser 68
Butan 67

Calcium-Dinatrium-EDTA 59
Calcium gluconicum 62
Calciumoxid 67
Calcium Vitis 59
Carbo-medicinalis 61
Cardiazol 62
Chelatbildner 59
Chelate 59
Chinin 66
Chlordan 69

Chlorkresol 70
Codein 69
Cytisin 66

DDT 69
Delicia-Hausmauspräparat 74
Desferal 59
Desferioxamin 59
Desinfektionsmittel 70
Detergentien 66
Dibutil 70
Dieldrin 69
Dimercaprol 59
Dimethylaminophenazon 72
Dimethylcystein 59
Dinitrokresol 70
Dinitrophenol 70
Dipyridinium-Verbindung 70
Diquat 70
Dolantin 62
Doriden 66
D-Penicillamin 59
Duanti 70

Eau de Javelle 67
Eisen 66
Erdgas 67
Esbit 68
E 605 69
Essigessenz 73
Essigsäure 73
Eukraton 60

Farben 64, 65
Farbstifte 64
Fleckenwasser 74
Fliegenpilz 71

Gegengifte 58
Glaubersalz 57
Glutethimid 66
Goldregen 66
Gramoxone 67
Gramoxone-S 70

Heizgas 64
Hexachlorcyclohexan 69
Homocystein-thiolacton 59

Immunisierung, passive 53
Informationszentren für Vergiftungsfälle 77
Insektizide 67
Ipecacuanha-Sirup 56, 61

Jacutin 69

Kalilauge 67
Kaliumpermanganat 67
Karbolsäure 70
Katalysin 61, 62
Kausale Soforttherapie bei Vergiftungen 55
Kelocyanor 61
Knollenblätterpilz 71
Kobaltchelate 61
Kobalt-EDTA 61
Kobalthistidin 61
Kohle 57
Kohlenoxid 67
Kopierstift 75
Krämpfe bei Vergiftungen 58

Lacke 64, 65
Laugen 67
Laxans 57
Levallorphan 60
Leuchtgas 67
Lindan 67, 69
Lorchel 71
Lorfan 60, 62
Lysolin 68
Luminal 62

Magenspülung 56
Magnesia usta 63
Magnesiumsulfat 57
Malathion 69
Megaphen 70
Melleril 70
Mennige 65
Meprobamate 75
Metalcaptase 59
Metaldehyd 68
Metalloid-Antidote 58
Methan 67
Methoxychlor 69
Methylalkohol 64
Methylenblau 61
Methylviolett 75
Micoren 62
Milch 57
Möbelbeize 67
Morfamquat 70
Morphin 68, 69
Motorauspuffgas 67
Mottenkugeln 68, 69
Mottenpulver 69

Narkotin 69
Nasentropfen 68
Natriumbisulfat 68
Natrium salicylicum 73

Natriumsulfat 57
Natrium sulfuricum 61
Natriumthiosulfat 61
Natrium thiosulfuricum 59
Natronlauge 67
Nikotin 68
Nipodal 70
Nitrate 68
Nitrite 68
Novalgin-Kinderzäpfchen 62

Obstkerne 65
Ofengas 67
Opiate 69
Organochlorverbindungen 69
Organophosphatverbindungen 69
Oxime 60

PAM 60
Pantherpilz 71
Papaverin 69
Paradichlorbenzol 69
Paraffinum Liquidum 57, 63
Paraquat 70
p-Dimethylaminophenol 61
Petroleum 69
Pflanzenschutzmittel 69
Phenol 70
Phenole 70
Phenothiazinderivate 70
Phenylphenol 70
Phosphorsäureester 69
Phosphorsäure-Insektizide 60
Pilzgifte 71
Piperazin 72
Präzipitatsalbe 72
Privin 68
Propan 67
Prostigmin 62
Pyramidon 72

Quecksilber 72
Quecksilberdämpfe 72
Quecksilberoxycyanat 72

Reducdyn 59
Reglone 70
Reinigungsmittel 65
Repeltin 70
Reserpin 72

Saatbeizmittel 72
Säuren 73
Sagrotan 70, 73
Salicylate 73
Salmiakgeist 67
Salpetersäure 73
Salzsäure 73

Schädlingsbekämpfungsmittel 69, 73
Schlafmittel 73
Schlangengift 73
Schlangengift-Serum 74
Schlangengift-Serum-Depots 75
Schuhcreme 64, 74
Schwefelsäure 73
Schwermetall-Antidote 58
Sedaraupin 72
Serpasil 72
S-hydril 59, 61, 63
Somnifen 62
Stechapfel 64
Styx-Giftkörner 74
Sublimat 72
Sulfactin 59, 62
Sulfhydrylgruppen 59
Symptomatische Soforttherapie bei Vergiftungen 57

Tabak 68
Tasnon 72
Terpentinöl 74
Tetrachlorkohlenstoff 74
Thallium 74
Thebain 69
Thiodan 69
Thionin 61
Tinte 75
Tintenstift 64, 75
Toilettenreinigungsmittel 68
Tollkirsche 64
Toluidinblau 61
Toxogonin 60
Tranquilizer 75
Tyzine 68

Uvilon 72

Valium 62
Vergiftungen, Gefährdungsschwerpunkte 54
—, ökonomische 54
—, medikamentöse 54
—, epidemiologider 54
Vergiftungsinformationszentrale 77
Vermicompren 72

Wäschetinte 64
Weedol 70
Wurmmittel 75

Zeliokörner 74

Heidelberger Taschenbücher

Medizin — Biologie

- 3 W. Weidel: Virus- und Molekularbiologie. 2. Auflage. DM 5,80
- 4 L. S. Penrose: Einführung in die Humangenetik. DM 8,80
- 5 H. Zähner: Biologie der Antibiotica. DM 8,80
- 18 F. Lembeck/K.-F. Sewing: Pharmakologie-Fibel. DM 5,80
- 24 M. Körner: Der plötzliche Herzstillstand. DM 8,80
- 25 W. Reinhard: Massage und physikalische Behandlungsmethoden. DM 8,80
- 29 P. D. Samman: Nagelerkrankungen DM 14,80
- 32 F. W. Ahnefeld: Sekunden entscheiden — Lebensrettende Sofortmaßnahmen. DM 6,80
- 41 G. Martz: Die hormonale Therapie maligner Tumoren. DM 8,80
- 42 W. Fuhrmann/F. Vogel: Genetische Familienberatung. DM 8,80
- 45 G. H. Valentine: Die Chromosomenstörungen. DM 14,80
- 46 R. D. Eastham: Klinische Hämatologie. DM 8,80
- 47 C. N. Barnard/V. Schrire: Die Chirurgie der häufigen angeborenen Herzmißbildungen. DM 12,80
- 48 R. Gross: Medizinische Diagnostik — Grundlagen und Praxis. DM 9,80
- 52 H. M. Rauen: Chemie für Mediziner — Übungsfragen. DM 7,80
- 53 H. M. Rauen: Biochemie — Übungsfragen. DM 9,80
- 54 G. Fuchs: Mathematik für Mediziner und Biologen. DM 12,80
- 55 H. N. Christensen: Elektrolytstoffwechsel. DM 12,80
- 57/58 H. Dertinger/H. Jung: Molekulare Strahlenbiologie. DM 16,80
- 59/60 C. Streffer: Strahlen-Biochemie. DM 14,80
- 61 Herzinfarkt. Hrsg. von W. Hort. DM 9,80
- 68 W. Doerr/G. Quadbeck: Allgemeine Pathologie. DM 5,80
- 69 W. Doerr: Spezielle pathologische Anatomie I. DM 6,80
- 70a W. Doerr: Spezielle pathologische Anatomie II. DM 6,80
- 70b W. Doerr/G. Ule: Spezielle pathologische Anatomie III. DM 6,80
- 76 H.-G. Boenninghaus: Hals-Nasen-Ohrenheilkunde für Medizinstudenten. DM 12,80
- 77 F. D. Moore: Transplantation. DM 12,80
- 79 E. A. Kabat: Einführung in die Immunchemie und Immunologie. DM 18,80
- 82 R. Süss/V. Kinzel/J. D. Scribner: Krebs — Experimente und Denkmodelle. DM 12,80
- 83 H. Witter: Grundriß der gerichtlichen Psychologie und Psychiatrie. DM 12,80

84 H.-J. Rehm: Einführung in die industrielle Mikrobiologie. DM 14,80
88 F. W. Bronisch: Psychiatrie und Neurologie. DM 16,80
89 G. L. Floersheim: Transplantationsbiologie. DM 14,80
94 R. Gädike: Diagnostische und therapeutische Technik in der Pädiatrie. In Vorbereitung.
97 W. D. Keidel: Sinnesphysiologie. DM 14.80

Aus den übrigen Fachgebieten (Eine Auswahl)

9 K. W. Ford: Die Welt der Elementarteilchen. DM 10,80
11 P. Stoll: Experimentelle Methoden der Kernphysik. DM 10,80
49 Selecta Mathematica I. Hrsg. von K. Jacobs. DM 10,80
50 H. Rademacher/O. Toeplitz: Von Zahlen und Figuren. DM 8,80
51 E. B. Dynkin/A. A. Juschkewitsch: Sätze und Aufgaben über Markoffsche Prozesse. DM 14,80
56 M. J. Beckmann/H. P. Künzi: Mathematik für Ökonomen I. DM 12,80
62 K. W. Rothschild: Wirtschaftsprognose. Methoden und Probleme. DM 12,80
63 Z. G. Szabó: Anorganische Chemie. DM 14,80
64 F. Rehbock: Darstellende Geometrie. 3. Auflage. DM 12,80
65 H. Schubert: Kategorien I. DM 12,80
66 H. Schubert: Kategorien II. DM 10,80
67 Selecta Mathematica II. Hrsg. von K. Jacobs. DM 12,80
71 O. Madelung: Einführung in die Halbleiterphysik. DM 12,80
72 M. Becke-Goehring/H. Hoffmann: Komplexchemie. DM 18,80
73 G. Polya/G. Szegö: Aufgaben und Lehrsätze aus der Analysis I. DM 12,80
74 G. Polya/G. Szegö: Aufgaben und Lehrsätze aus der Analysis II. DM 12,80
75 Technologie der Zukunft. Hrsg. von R. Jungk. DM 15,80
78 A. Heertje: Grundbegriffe der Volkswirtschaftslehre. DM 10,80
80 F. L. Bauer/G. Goos: Einführung in die Informatik. DM 9,80
81 K. Steinbuch: Automat und Mensch. DM 16,80
85 W. Hahn: Elektronik-Praktikum. DM 10,80
86 Selecta Mathematica III. Hrsg. von K. Jacobs.
87 H. Hermes: Aufzählbarkeit, Entscheidbarkeit, Berechenbarkeit. DM 14,80
90 A. Heertje: Volkswirtschaftslehre. Grundbegriffe der Volkswirtschaftslehre II; in Vorbereitung
91 F. L. Bauer/G. Goos: Informatik II. DM 12,80
92 J. Schumann: Grundzüge der mikroökonomischen Theorie. DM 14,80
93 O. Komarnicki: Programmiermethodik; in Vorbereitung

MIX
Papier aus verantwortungsvollen Quellen
Paper from responsible sources
FSC® C105338

If you have any concerns about our products,
you can contact us on
ProductSafety@springernature.com

In case Publisher is established outside the EU,
the EU authorized representative is:
**Springer Nature Customer Service Center GmbH
Europaplatz 3, 69115 Heidelberg, Germany**

Printed by Libri Plureos GmbH
in Hamburg, Germany